암 치유의 길

암 치유의 길

이병욱 지음

한

지름길은 없으나 좋은 길은 있습니다

"목적지에 이르고자 하면 목적지를 잊어라."

산을 자주 타는 등산가들에게 널리 회자되는 말입니다. 목적지를 의식하면서 산행하면 빨리 지치게 됩니다. 한참을 걸어도 목적지까지는 너무 멀게만 느껴지고, 빨리 도달하고 싶은 조바심도 나지요. 하지만 이렇게 되면 산행을 하며 얻고자 하는 평정심을 잃게 됩니다.

빨리 오르기보다는 길가의 꽃, 들풀을 보며 꽃향기와 풀 냄새를 맡아 보십시오. 지저귀는 새소리, 흐르는 물소리 속에 담긴 자연의 역동적인 생동감을 느끼며 내 속에 가라앉은 기력과 생기를 회복하는 것입니다. 하늘을 바라보고 숲을 바라보면, 나무 사이사이로 내리는 햇살이 너무나 경이롭고 눈부십니다.

우리 인생도 마찬가지입니다. 너무도 눈부신데, 바쁘게 산다고 잘 모르고 살았지요. "내일도 내 삶은 눈부시다!"라고 하늘을 향해, 함께 걷는 가족을 향해 외쳐 봅시다. 함께하는 가족 모두가 얼마나 행복하겠습니까? 그리고 옆에서 걷는 이웃들의 행복한 표정, 지나가는 연인의 웃음을 느껴보십시오. 삶이 얼마나 아름다운지 느끼게 될 것입니다.

이처럼 저는 늘 "암을 고치고자 하면 암을 잊어라."라고 이야기합니다. 암을 이기는 길은 암을 발생시킨 삶, 즉 인생의 눈부심을 모르고 살 정도로 바빴던 그 삶을 고치는 것이 첫 번째입니다. 매 순간 암을 중심으로 사고하는 건 암 치료나 재발 방지에는 그렇게 큰 도움이 되지 못합니다. "나는 잠시 암을 가진 건강한 사람이다!"라는 생각과 믿음이 암을 잘 이겨 내도록 합니다. 30년 이상의 세월 동안 치료한 암 환자들을 보아도, 치유가 잘 되거나 재발하지 않고 건강하게 생활하는 환자들은 암을 모르고 지냅니다. 건강한 마음이 건강한 몸을 가져다준다는 증거라고도 할 수 있지요.

지금까지 언제나 의학적 지식에 하늘의 지혜를 담아 수많은 암 환자를 치료했습니다. 이를 통해 알게 된 암 치료의 원리와 원칙, 면역력을 높이는 식이 영양 요법, 올바른 운동법과 수면법, 바른 의학적 치료란 무엇인지, 항암 치료, 방사선 치료, 면역 치료, 웃음 치료, 울음 치료 등의 의학적 지식을 가득 담았습니다.

이뿐만 아니라 환자와 보호자, 그리고 의사 간에 대화는 어떻게 해야 하는지, 환자의 고민과 갈등은 어떻게 조절해야

하는지, 재발을 극복한 환자들의 지혜, 걱정과 불안을 이겨
내는 마음 관리, 재발을 막기 위한 취미 생활은 어떻게 해야
하는지 등 암의 치유와 재발 방지를 위해 꼭 필요한 이야기
들을 다각도로 조명했습니다.

이제라도 이 책을 좋은 길잡이로 삼아 찬찬히 실천해 나
가면 암을 치유한 자신, 암이 재발하지 않는 더 건강해진 자
신을 만날 수 있을 것입니다. 오늘이 그 첫날입니다. 행복한
암 치료를 위해 달려가는 모든 분을 진심으로 사랑하고 축복
합니다. 당신은 암을 막고 건강하게 회복될 것입니다. 당신은
해낼 수 있습니다.

투병할 때는 작은 차이가 큰 결과의 차이를 가져옵니다.
여태껏 할 수 있었는데 몰라서, 아니면 누군가가 친절하게
잘 가르쳐주지 않아서 못한 것입니다. 이제 하늘을 바라보며
저 반대편 산을 향해 기도를 담아 함성을 질러 봅시다.

"야호~~ 나 나을 수 있어요!"

"야호~~ 나 건강해졌어요!"

"야호~~ 나 너무 감사해요!"

"야호~~ 나 아직 살아 있어요!"

"야호~~ 나 꼭 이겨낼 겁니다! 하늘이여 도와주소서!"

암 환자로 살지 말고 정상적이고 건강한 삶을 사십시오. 올라올 때 보지 못한 그 꽃을 찾으십시오. 그래야 암이 회복되고 잘 낫습니다. 이 길이 바로 암을 이겨 내고 재발을 방지하는 가장 적절한 길이 되어 줄 것입니다.

이병욱

CONTENTS

3부 재발을 막는 육체적 치료

1
암은 재발할 수 있지만, 방지할 수도 있다

암은 공존의 지혜로 대해야 한다

지난 30여 년간 수많은 암 환자를 치료하면서 얻은 최고의 지혜는 "암을 손님처럼 대접하라!"는 것입니다. 여태껏 암과 친구가 되라는 글이나 주장은 많았습니다. 그런데도 왜 굳이 '손님'이어야 할까요?

만약 친구가 힘들어서 우리 집에 머물게 되는 일이 생긴다면 경우에 따라서는 생각보다 오래 머물 수도 있습니다. 아무리 좋은 친구더라도 오래 머물게 되면 서로 힘든 일이 생길 수도 있고, 가능하다면 빨리 나가는 것이 예의이겠지요. 또한 잠시 다녀가는 손님의 경우에는 친구보다는 먼저 떠나는 것이 세상의 상식인 것 같습니다. 그래서 저는 암과 친구가 되라는 말도 좋지만, 암을 우리 몸에서 언젠가는 떠나는 손님이라고 생각하는 게 더 좋다고 생각합니다.

암을 강도처럼 보고 쫓아내고자 몽둥이를 들고 제압하기보다는, 불청객이지만 반갑게 맞아 잘 대접해 주는 게 좋습니다. 오히려 잘 대접하고, 보살피고, 어루만져 준다면 암은 언젠가는 떠나는 손님처럼 떠날 것입니다. 즉, 암을 사생 결단으로 몰아내기 위해서 최선을 다하는 것보다 암이 생긴 내 몸을 잘 돌보는 것이 더 지혜로울 수 있다는 것입니다. 그렇게 공존의 지혜를 가지고 암을 달래다 보면 언젠가는 암도 우리 몸에서 떠날 겁니다.

현재까지 나온 치료법 중 가장 효과적이고 제일 좋은 치료법은 암과 그 주변 부위, 전이된 림프절까지 수술로 완벽하게 제거하는 것입니다. 더 나아가 수술 시에 완벽하게 절제하지 않았거나 암세포가 남은 부위나 림프절이 있을 가능성이 있다면 보조적으로 항암화학 치료, 즉 항암약물 치료와 방사선 치료를 할 수 있습니다. 그러나 이 두 가지 치료가 환자의 몸을 더 힘들게 한다는 것은 누구나 알고 있는 상식입니다. 손에 든 무기가 강하면 강할수록 위험하듯이, 이런 치료들은 강력한 만큼 그 부작용도 커집니다. 무조건 암을 몰아내기 위한 공격적인 치료는 환자에게 많은 후유증과 합병증을 일으킬 수 있습니다.

또한 암세포만을 타깃으로 삼아 공격한다면 이상적이지만, 암 부위가 다소 광범위하게 퍼져 있다면 항암제와 방사선 치료는 힘들 수 있습니다. 이러한 항암제 치료나 방사선 치료는 우리의 정상적인 세포에도 손상을 주기 때문에 면역력도 극심하게 떨어질 수 있습니다. 그야말로 "빈대 잡으려다 초가삼간 태운다"에 해당하는 것이지요. 그렇기 때문에 항암제와 방사선 치료가 기준이 되면 환자는 힘이 듭니다. 환자의 전신 상태, 즉 기력과 체력, 면역력 등이 기준이 되어서 치료해야만 암을 잘 이겨 낼 수 있습니다.

암 치료 과정에서 생명을 잃는 많은 환자 중에는 암세포 자체로 인한 사망보다 항암제 치료나 방사선 치료의 고통으로 사망하는 예도 있습니다. 그래서 저는 암을 효과적이고 이상적으로 치료하기 위하여 될 수 있으면 항암약물 요법과 방사선 치료의 부작용을 줄이고 환자의 면역력을 높여서 삶의 질과 수명을 연장하는 치료를 하는 게 효과적인 치료라고 생각합니다. 그래서 '암을 손님처럼 대하는 지혜'는 '공존의 지혜'라고도 할 수 있습니다.

건강한 사람에게도 하루에 5,000개 내지 10,000개 정도의 암세포가 발생하며, 간혹 그 이상도 생겨난다고 합니다. 그렇게 본다면 대부분의 건강한 사람도 암을 가지고 산다고 해도 과언은 아닙니다. 하지만 우리는 그 대부분의 사람을 모두 암 환자라고 하지는 않습니다.

암 진단을 받는 건 PET, CT, MRI 같은 진단방사선 검사, 내시경 검사 또는 육안 등을 통한 검사상 암이 보이기 때문입니다. 즉 우리 모두 예비 암 환자가 될 수 있다는 가정하에서 본다면, 정상적인 사람은 세력화되지 않아서 암이 발견되지 않았고 암 환자는 장기나 조직에 자리를 잡아서 발견되었을 뿐이라고 볼 수 있습니다.

　암을 손님처럼 대하지 않고 극단적으로 맞서게 되면 피해를 입는 것은 환자 자신일 수밖에 없습니다. 모든 질병 치료가 그렇지만, 특히 암 치료에 있어 '환자의 삶의 질'과 '수명의 연장'은 너무나도 중요한 문제입니다. 제가 치료한 환자 중에는 유방암이 폐로 전이 된 말기(4기) 환자가 있었습니다. 하지만 그 환자는 암 진단을 받고도 5년 이상을 암에게 지배받지 않고 건강하게 살았습니다. 저는 이 환자와 같이 좋은 치료의 과정을 통해 행복해하는 환우들을 자주 보아 왔습니다.

　암 수술로 완벽하게 절제하고, 기존의 항암 치료나 방사선 치료를 통해서 암의 재발과 전이를 최대한으로 억제하고, 원래 가지고 있는 면역력을 극대화시켜서 암을 잘 견디게 해야 합니다. 우리가 본래 가진 건강한 세포를 더 건강하게 해서 암세포의 재발과 전이를 억제할 수만 있다면, 암이 더 이상 힘을 못 쓰는 상태로 머물러 있게 할 수만 있다면, 환자의 삶의 질QOL과 수명은 충분히 연장될 수 있습니다. 이렇게 치료하는 것이 가장 지혜롭고 바람직한 암 치료입니다.

　적과의 동침! 암과의 전략적 공존을 통해 우리 몸이 피해를 입지 않도록 하는 것이 암 치료에서 가장 중요한 부분임을 잊지 않길 바랍니다.

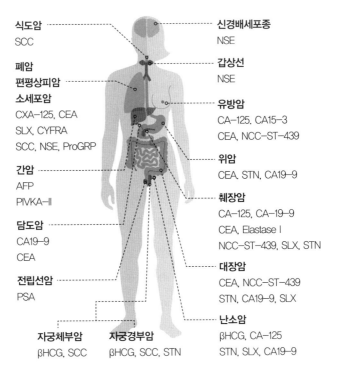

식도암
SCC

폐암
편평상피암
소세포암
CXA−125, CEA
SLX, CYFRA
SCC, NSE, ProGRP

간암
AFP
PIVKA−II

담도암
CA19−9
CEA

전립선암
PSA

신경배세포종
NSE

갑상선
NSE

유방암
CA−125, CA15−3
CEA, NCC−ST−439

위암
CEA, STN, CA19−9

췌장암
CA−125, CA−19−9
CEA, Elastase I
NCC−ST−439, SLX, STN

대장암
CEA, NCC−ST−439
STN, CA19−9, SLX

난소암
βHCG, CA−125
STN, SLX, CA19−9

자궁체부암
βHCG, SCC

자궁경부암
βHCG, SCC, STN

암이 전이되기 쉬운 주요 장기

암의 원발 장기와 종양표지자의 조합

원발부위	종양표지자
뇌.경부종양	SCC
신경배세포종	NSE
폐암	CEA, yfra 21-1, SLX, NSE, SCC
간암	AFP, PIVKA-II, CA19-9
위.십이지장암	CA19-9, CEA, STN
전립샘암	PSA, PAP, γ-sm
고환종양	AFP, HCG, NSE
갑상샘암	CEA, Calctonin, Thyroglobulin
유방암	CA15-3, CEA, BCA225, CA549, TPA
췌장암	CA19-9, SLX, Esterase 1, CA50, DUPAN-2, SPAN-1, KMO1, POA, PST
대장암	CEA, CA19-9, STN, NCC-ST-439
자궁암	SCC, CA125, CEA, BFS, hCG
난소암	CA125, CA72-4, SLX
혈액암	2-Microglobulin

암종별 종양표지자의 이용

암종	표지자	조기진단	예후	모니터링	재발
위암	CEA, CA19-9	×	○	○	○
대장암	CEA, CA19-9	×	○	○	○
간암	aFP, PIVKA-II	○	○	○	○
유방암	CEA, CA15-3	×	×	○	○
난소암(여성)	CA125	×	×	○	○
전립선암(남성)	PSA	○	○	○	○

주요 종양표지자의 특징

CEA	• 주로 대장암에서 상승, 췌장암(60~90%), 위암(40~60%), 폐암(60~75%) • 유방암(20~50%)에서도 상승 가능, 양성 질환에서도 상승 가능 　예) 여자ㅡ흡연자, 궤양성대장염, 간염, 궤양성질환
CA19-9	• 주로 췌장암에서 상승(초기에는 잘 상승되지 않음) • 담도암, 대장암, 위암에서도 상승 가능함
aFP	• 주로 간암에서 상승 • 간염, 간경병증에서도 다소 상승 가능함
CA125	• 주로 난소암에서 상승 • 자궁내막암, 췌장암, 담도암, 폐암에서도 상승 가능함
CA15-3	• 주로 유방암에서 상승 (조기암에서는 잘 상승하지 않음)
PSA	• 주로 전립선에서 상승 • 전립선에 특이적이지만 전립선염, 비대증에서도 상승 가능함
SCC-Ag	• 자궁경부암 등 편평상피세포암에서 상승 가능하나, 특이도가 낮고 양성 질환에서도 상승 가능함

재발은 못 고칠 병이 아니다

암 환자가 어렵고 힘든 수술이나 약물 치료, 방사선 치료 후에 다소 건강을 회복하고 부분적으로 정상화가 된다면 그다음에 최고로 바라는 것은 재발하지 않는 것입니다.

만약 누군가가 "재발을 막기 위해서 이거 하나만 하면 됩니다!"라거나 혹은 "이것 하나만 먹으면 됩니다!"라고 한다면 의심해야 합니다. 재발을 막을 비법이나 특효약은 지금까지 결코 없었고 앞으로도 없을 가능성이 큽니다. 즉 재발 방지를 위한 왕도王道는 존재하지 않는다는 겁니다. 다만 정석定石은 있습니다.

모든 치료는 관점을 크게, 길게, 넓게, 깊게 보아야 합니다. 총체적으로 보고 실천해 나가야 합니다. 재발을 방지하기 위해서는 의학적 치료, 면역 치료, 식이·영양 요법, 운동 요법, 휴식·여행 요법, 정신·심신 요법, 생활 요법, 가족 치료, 구제·봉사 요법, 예술 요법 등을 실천해 나가길 권합니다. 또한 이 중에서 제일 중요한 것은 '나는 예외'라는 사실을 항상 기억하는 것입니다.

"나는 살 수 있다.""나는 이겨 낼 수 있다.""나는 암을 극복할 수 있다.""암은 낫는 병이다.""하늘(신)의 영역에서는 못 고칠 병이 아니다."라고 생각하는 것입니다. 하늘의 영역에서는 암이나 감기나 별반 차이가 없다고 생각하는 것이 중요합니다. 치료 과정에서 이런 생각을 바탕으로 방향을 선택한다면, 그 암 환자의 재발은 극복 가능한 미래일 수 있습니다.

내가 낫는다 생각하고 극복할 수 있다 생각하면 낫는 쪽으로 가면서 선순환이 진행됩니다. 반대로 암 재발이 두렵고, 염려되고, 걱정되고, 불안하고, 극복하기 힘들겠다고 생각하면 악순환의 고리가 생기고 어렵게 됩니다. 그래서 가장 먼저 해야 할 첫 단계는 암을 이겨 낼 수 있다는 선순환을 선택하는 것입니다.

예를 들어 암을 죽이기 위해서 환자 본인이 죽을 때까지 항암제를 하는 건 정말 잘못된 선택입니다. 삶의 질이 높아야 여생이 더욱 행복해지고 긍정적인 치료를 해나갈 수 있게 됩니다. 그러나 언젠가는 나을 것이라는 생각으로 지금의 고통을 그저 감수만 하는 상황이라면 좋은 치료가 아니라고 생각합니다. 현재 투병 과정이 행복한 것도 치료 방향을 결정할 때 중요하게 고려해야 할 부분입니다. 하루하루의 행복한 선택이 결국 암의 극복, 재발 방지라는 행복한 삶으로 인도할 것입니다.

　저는 병원에서 암 치료를 두고 '행복한 암 치료'라고 이야기합니다. 지금 힘들고, 고통스럽고, 어렵고, 지긋지긋하고, '이러다 죽겠구나'라고 생각하게 만드는 건 잘못된 선택입니다. 이를 선택하는 건 하루하루 고통 가운데에서 견디는 것일 수 있습니다. 고통을 무작정 참는 선택 후에 암을 극복하는 환자를 저는 많이 보지 못했습니다. 암 치료는 장기전이기 때문에 참는 것도 필요하지만, 무엇보다도 기억해야 하는 건 매일 행복해야 잘 이겨 낼 수 있다는 점입니다.

암을 재발시키는 스위치를 꺼라

내 몸에 암이 발생했을 때, 과거에 암을 불러들인 생활 습관을 제거하고 고치지 않으면 암은 절대 낫지 않습니다. 지금은 잠깐 없어진 것처럼 보여도 언젠가는 재발하게 되어 있습니다.

암癌이라는 글자를 보면 病, 品, 山이 합쳐져 있습니다. 즉, 부족하고 잘못된 입이 산처럼 많아 생긴 병이라고 할 수 있습니다. 여기에서 알 수 있는 것처럼, 암은 입과 연관이 많은 질병입니다. 입을 품위 있게 사용하지 않아서 생긴 질병이라고도 볼 수 있습니다.

잘못된 입의 습관은 크게 세 가지로 나눌 수 있습니다. 첫 번째로 부족하고 부주의했던 입으로는 잘못된 식사 습관을 들 수 있습니다. 평소에 음식이나 술 등을 과식, 과음했거나 탄 것을 먹었을 수 있습니다. 짜고, 시고, 매운, 자극적인 음식을 많이 먹었거나 담배를 지나치게 많이 피운 결과도 있을 수 있습니다. 또한 위암인데도 불구하고 거친 음식이나 가공육(햄, 베이컨, 소시지 등)을 먹는다든가, 영양소를 골고루 섭취하지 않고, 채소나 과일을 덜 먹고, 오히려 너무 치우쳐서 늘 채식이나 탄수화물 위주의 식사를 하거나, 삼겹살 같은 동물성 지방이 많은 음식을 계속 섭취한다든가 하는 것들입니다.

두 번째는 마음의 입, 정신적인 입입니다. 잘못된 입으로 암을 불러들이는 습관은 먹는 것에만 있지 않습니다. 마음속의 상처를 해결하지 못하고 미워하는 사람을 계속해서 미워하거나, "나는 안 돼! 못 해! 결국은 이겨 내지 못할 거야! 실패할 거야!"와 같은 부정적인 생각과 말을 입에 달고 다니는 것들도 암을 불러오는 나쁜 습관이 될 수 있습니다. 평소에 자신도 모르게 짜증내고, 화내고, 불평, 불만을 터뜨리거나 질투하고 미워하고 증오했던 마음들입니다.

암으로 수술했는데도 불구하고 계속해서 불평, 불만, 시기, 질투, 미움, 증오, 분노, 저주, 우울 등과 같은 나쁜 언어 습관을 갖는다면 결국 그 습관은 암을 다시 불러들일 겁니다. 마음의 자세, 성격, 버릇을 바꾸는 것은 재발을 방지하는 첫 단추입니다. 대부분 우리 몸은 마음이 가고자 하는 방향으로 움직여 가기 때문이지요. 즉 몸이라는 그릇 안에 무엇을 담아가는지가 곧 그 환자의 미래가 되는 것입니다.

자신이 부정적 언어를 사용하는 사람이었다면 긍정적 언어로 바꾸어야 합니다. 늘 불평하는 습관에 길들여 있다면 이제는 감사하는 습관으로 바꾸어야 합니다. "안 돼, 못 해, 나빠"와 같은 언어 습관은 "해낼 수 있어, 좋아질 거야, 하면 돼"와 같은 자신감 있고 긍정적 언어로 바꾸어야 합니다.

만약 가족과 함께 살더라도 대화하지 않고, 인사도 제대로 하지 않고, 눈길 한번 주지 않았다면 자신부터 먼저 가족에게 온몸으로 다가가 살갑게 대하는 태도로 바꾸어야 합니다. 암을 극복하고 오래 살고 싶다면 우선 성격, 마음, 행동, 습관, 태도부터 고쳐야 합니다.

세 번째는 평상시에 기쁨과 기도, 감사가 없는 영적인 입입니다. 감사가 없는 나쁜 감정의 다양한 요소가 계속되면 우리의 인체 세포와 조직은 암으로 발전하게 됩니다. 제가 최초로 웃음 치료와 울음 치료를 도입한 이유는 많이 웃고, 많이 울고, 웃는 자와 같이 웃어 주고, 우는 자와 같이 울어 주는 감정과 마음이 암 치유를 돕고 재발을 방지하는 데 중요한 요소라고 생각했기 때문입니다. 잘못된 입을 고치지 않으면 언젠가 암은 재발하게 됩니다. 이런 것은 암 작동 스위치를 켜는 것입니다.

암은 일종의 생활 습관병이라고 할 수 있습니다. 생활 습관병이란 쉽게 말해 잘못된 습관이 계속 누적되어 생긴 당뇨나 고혈압 같은 질병을 일컫습니다. 그래서 잘못된 생활 습관을 고치지 않으면 암도 결코 고칠 수 없습니다. 설령 수술을 하여 일시적으로 경과가 좋다고 해도, 삶을 고치지 않으면 결국 재발하고야 마는 것을 너무나 많이 보았습니다.

심리학의 아버지 윌리엄 제임스William James의 명언 중에 이런 말이 있습니다. "생각이 바뀌면 행동이 바뀌고, 행동이 바뀌면 습관이 바뀌고, 습관이 바뀌면 인격이 바뀌고, 인격이 바뀌면 운명이 달라진다." 우리의 생각과 마음이 변해야 행동과 습관을 변화시킬 수 있고, 그렇게 해야 운명을 달라지게 할 수 있다는 말입니다.

우리 속담 중에도 "세 살 버릇 여든까지 간다"는 말이 있듯이, 누적된 하루하루의 습관은 삶을 좌우할 만큼 너무나도 중요합니다. 하루 식사 습관, 수면 습관, 운동 습관, 마음 씀씀이, 태도, 자세, 휴식, 취미, 예술 활동, 신앙 생활 등의 생활 습관을 건강하고 올바르게 유지하면 나아가 암 환자의 재발을 방지하고 건강한 몸이 되도록 합니다.

좋은 것을 먹으면 좋은 몸이 되고, 수면을 잘 취하면 피곤하지 않고, 운동을 꾸준히 하면 활력이 솟아나고 면역력이 증가하듯 좋은 습관을 갖는다는 것은 암 환자에게 참 중요합니다. 만약 그동안 좋은 습관을 만들지 못했다면, 앞으로는 암을 불러들이는 나쁜 습관에서 암이 나가게 하는 좋은 습관으로 바뀌도록 우리 몸을 만들어 가야 합니다.

어떤 환자는 "타고난 성격인데 어떻게 고칠 수 있나

요?"라고 묻기도 합니다. 그럴 때 저는 단호하고 따뜻하게 "진심으로 재발하지 않고 암에서 자유롭게 오래 살고 싶으세요?" 이렇게 묻습니다. 그러면 열이면 열, 모두가 그러고 싶다고 말하지요. 그러면 나쁜 습관부터 고쳐야 한다고 이야기합니다. 조언을 듣고 결단하여 성격을 바꾼 환자들은 좋은 결과를 가져오는 걸 많이 보았습니다.

　죽음 앞에서 하지 못할 것이 뭐가 있을까요? 마음만 굳게 먹으면 못할 건 아무것도 없습니다. 아니, 얼마든지 할 수 있습니다. 더 단호하게 말씀드리면 꼭 해내야 합니다. 내가 불행한 사람이라고 생각하며 살아왔다면, 지금부터는 '나는 행복한 사람이다' '하늘의 복을 받은 사람이다' '너무나 존귀한 사람이다'라고 생각을 바꾸도록 하세요. 마음의 습관을 변화시킬 때 암 재발에서도 멀어질 수 있을 것입니다.

　마음의 태도를 바꾸면 감사하는 습관을 기를 수 있습니다. 이 일은 그렇게 어려운 일도 아닙니다. 내가 치료를 포기하지 않고 받을 수 있으니 감사하고, 아침에 눈을 뜨니 감사하고, 잘 먹을 수 있으니 감사하고, 잘 수 있고 휴식할 수 있으니 감사하고, 말할 수 있어 감사하고, 곁에 있는 사람과 대화할 수 있으니 감사하고, 위로해 주는 가족이 있음에 감사하고, 혼자서 대소변을 볼 수 있어 감사하고, 거동할 수 있으니 감사하고, 뛰고 운동할 수 있으니 감사하고, 생각할 수 있으니 감사하고, 하늘을 볼 수 있으니 감사하고, 나는 참 행복한 사람이라는 것을 깨달을 수 있으면 더 감사합니다. 바로 그 순간 치유의 역사가 시작됩니다.

환자는 보는 눈을 넓혀야 합니다. 환경을 바로 변화시킬 수는 없겠지요. 하지만 그보다 중요한 건 적절한 시각의 변화가 있어야 한다는 겁니다. 탐욕으로 단단하게 뭉쳐있는 암세포를 풀어주는 유일한 길은 사랑하고 용서하는 것입니다. 얼마나 힘이 들었으면 부드럽고 정상적이던 세포들이 딱딱해져서 암이 되었을까요? 얼마나 미워하고 증오하고 스트레스를 받았기에 몸의 균형이 깨지고 면역력이 떨어져 암이 되었을까요? 이런 작은 습관들이 누적되었기 때문에 결국 암을 발생시키게 된 겁니다.

아직 늦지 않았습니다. 깨닫게 된 지금부터라도 바로 시작하면 됩니다. 사랑으로 재발을 방지하고 이겨 내는 생활 습관을 들여 보세요. 사방팔방 막혀있는 주위를 보는 것이 아니라 마음의 욕심을 내려놓고, 하늘을 바라고, 더 멀리, 더 크게, 더 넓게, 더 깊게 보며 재발하지 않는 건강한 미래를 기대하며 나아갑시다.

비록 암과의 공존 상황에 있더라도 일상을 회복하는 좋은 습관으로 바꿀 수만 있다면, 딱딱해져 버린 몸속의 암도 사랑받고 감동받아 부드러워질 것이고 결국에는 나을 것입니다. 이렇게 좋은 습관으로 인내한 이후의 나는, 재발을 이겨 낸 환자일 뿐만 아니라 참사랑을 아는 성숙하고 건강한 한 사람이 될 것입니다.

정보의 홍수에서 살아남는 비결

대한민국은 OECD 국가 중에서 암 환자 발생률이 1위인 국가입니다. 2018년 통계에 의하면 암 환자 200만 시대가 되었다고도 합니다. 즉 3명 중 한 명 정도가 암에 걸린다고 볼 수 있습니다. 우리가 사는 이웃집 서너 가정 중 한 가정은 암 환자의 가족일 수도 있다는 뜻이 되지요.

이렇게 많은 암 환자가 있다 보니 정보의 홍수 시대에 살아가는 우리는 어디서든 손쉽게 수많은 정보를 얻을 수 있습니다. 암에 걸렸다고 하면 주위에서 이게 좋다, 저게 좋다 하는 조언을 아끼지 않습니다. 뿐만 아니라 당장 컴퓨터를 켜서 검색만 해보아도 인터넷에 넘쳐나는 정보가 있습니다.

암 환자들은 조급한 마음에 이것도 해보고, 저것도 해보고 싶은 게 보편적인 심리입니다. 하지만 이럴 때일수록 분별력이 필요합니다. 암 환자들은 결코 정보가 부족해서 투병에 실패하고 재발하는 게 아닙니다. 오히려 많은 정보 중에서 옥석을 제대로 구분하지 못해서 실패하는 경우가 더 많은 듯합니다. 인터넷에 넘쳐나는 지식 정보가 일시적으로 도움이 될 수는 있습니다. 하지만 대부분 일회성이거나 개인 성에 치우쳐 있는 정보들이 많다는 게 문제입니다. 많은 정보를 가졌다고 해서 각각의 상황이 모두 다른 암 환자에게 일괄 적용하기란 사실 쉽지 않은 일입니다.

암을 잘 극복한 사람의 사례 역시 주위에서 얼마든지 찾아볼 수 있습니다. 그들의 적절한 조언은 다른 암 환자들에게 좋은 길잡이가 될 것입니다. 어렵지만 암을 잘 극복해 5년 이상 살아서 완치한 사람의 좋은 습관은 배울 만합니다. 그 사람들은 살아있는 교과서요, 그들이 말하는 것은 시행착오를 줄여줄 수 있는 보석 같은 정보일 수 있습니다. 암을 치료하고 재발을 방지하기 위해 필요한 시간에 한계가 있기에, 할 수만 있다면 시행착오를 줄일 수 있어야 하기 때문입니다.

특히 암을 극복한 사람들 대다수는 밝고, 친절하고, 신뢰할 만한 긍정적인 느낌을 받습니다. 모든 치료 과정을 먼저 겪은 그들의 이야기는 현재의 암 환자들에게 희망을 주고 투병에 의지를 불태우게 할 수 있습니다. "나도 할 수 있어! 나도 하면 되겠구나!"와 같은 마음을 갖게 하는 것이지요.

좋은 조언은 물론 좋은 결과를 가져오게 마련이지만,

맹목적인 조언은 오히려 환자의 치료에 부작용을 초래할 수도 있습니다. 여기서 중요한 것은 어떤 특정한 사람이 암을 극복했다는 좋은 정보가 나에게도 적용될 수 있는가 하는 문제입니다.

간혹 "이런저런 것을 먹어서(해서) 효험이 있었다"고 말하는 환자가 있을 수 있습니다. 하지만 그 사람의 투병 여정을 꼼꼼히 따져본다면 꼭 말해준 것만 했을까요? 아마도 아닐 겁니다. 그 사람은 식사도 잘하고, 치료도 열심히 받고, 좋은 음식도 먹고, 긍정적인 사고를 하고, 운동도 잘하고, 잠도 잘 자고, 마음의 상처도 극복하고, 면역력을 올릴 수 있는 여러 방안을 강구했을 거라고 생각합니다.

그런데 인간의 심리 중에는 다른 사람과 비교하여 좋았거나 특별한 것, 어느 하나를 붙들거나 과장하고 싶은 마음이 있습니다. 치료의 일상은 중시하지 않고 특별하게 좋다는 한 가지를 맹신했을 때 나타나는 심리일 수 있습니다. 그래서 다른 사람이 하지 않는, 오로지 자신만이 했다는 노하우가 있다면 그것이 도드라져 보이게 말하는 우를 범할 수 있습니다. 즉 어떤 치료법에서 좋은 결과가 나왔다 하더라도, 그 정보는 한 개인의 편협한 경험일 가능성을 잊지 않아야 한다는 겁니다.

이러한 이유들로, 그들의 조언을 다 따르는 것보다 중

요한 건 그 조언이 믿을 만한 것인가에 대한 검증이겠지요. 어떤 사람에게는 그 투병 정보를 적용할 수 있지만, 다른 사람에게는 전혀 좋지 않은 결과로 나타날 수도 있기 때문입니다. 그렇기에 좋은 치료 경험담과 결과도 객관화되고 검증된 사실인가를 분별할 수 있어야 하는 것입니다. 근거중심의학EBM에 근거하여 약이나 음식의 효능을 파악하고 철저하게 검증하는 것이 지혜로운 선택입니다.

암 환자들의 입소문을 타며 암에 좋다고 알려진 건강식품 중에 흔히 버섯, 프로폴리스, 홍삼, 비타민C, 청국장환, 키토산, 야채 주스, ABC 주스, 스쿠알렌, 오메가3 등등이 있습니다. 이런 식품들은 종류도 많기에, 효과가 좋다고 해서 모두 먹으려 든다면 평생 다 먹어볼 수도 없겠다는 생각이 들 때도 있습니다.

또한 암 치유나 재발 방지의 효과가 증명되어 있는지, 어떤 성분이 함량되어 있는지, 그 성분으로 제대로 제품을 만들었는지, 이상적으로 추출했는지, 회사가 신뢰성이 있는지, 외국에서 만들어졌다면 수입과 통관절차는 정당한지 우리는 잘 모를 수 있습니다. 욕심을 내서 모두 하려 들다가는 오히려 환자 자신에게 해가 될지도 모릅니다. 그렇다면 차라리 하지 않는 것이 훨씬 현명한 선택이 되겠지요.

간혹 근거가 없고 빈약한데도 불구하고, 심지어는 연구

된 논문도 없는데도 특효가 있다며 과장된 주장을 하는 '약이 아닌 약'들이 있습니다. 선택은 암 환자와 가족의 몫이긴 합니다. 그러나 이렇게 과장된 주장을 내세우는 제품들은 하지 않는 것이 내 몸을 건강하게 지키는 지혜일 수 있습니다.

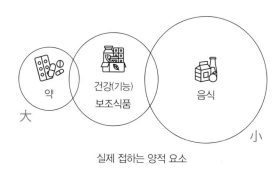

실제 접하는 양적 요소

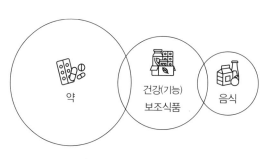

실효성 관점에서 질적 요소

수집된 정보가 의심되거나 의문이 생긴다면, 더 많은 정보를 수집하기 위해서 컴퓨터 앞에 앉아있기보다는 주치의나 암 전문가와 상의하는 것이 훨씬 더 현명합니다. 그러나 현실적으로 우리나라의 진료 환경에서는 환자가 필요로 하는 만큼 친절하게 조언해 줄 수 있는 의사가 드문 것도 사실입니다. 그렇다고 해서 그런 의사가 전혀 없는 것은 아닙니다. 저는 이 사실을 알고 외래에서 암 환자들에게 "궁금하신 것 없으세요? 뭐든지 물어보세요."라는 말을 자주 합니다. 할 수만 있다면 최선을 다해서 궁금한 것을 친절한 선생님과 상의하는 것이 지혜롭습니다.

정보가 홍수처럼 넘쳐나는 지금 이 시대의 우리에게는 정보의 참과 거짓을 구분하는 것은 물론이고, 그 정보를 취합해서 나에게 얼마나 적용할 수 있는가를 분석하고 취사선택하는 태도가 더 중요할 수 있습니다. 암 치유나 재발 방지에 특효약은 없습니다. 하나하나의 점이 모이고 협력하여 선을 이루듯이 전체를 바라보는 통합적인 시각을 꼭 가져야 합니다.

좋은 길잡이가 되어주는 선배 암 환자들을 만나서 위로와 격려도 받고, 이 책을 읽는 모든 암 환자와 보호자들이 완치를 향해 건강하게 나아가길 간절히 바랍니다.

삶의 질(QOL)에 주목하라

누군가 저에게 "암 투병에 있어서 무엇보다 중요한 것은 무엇인가요?"라고 묻는다면 저는 당연히 "행복하고 건강하게 재발 없이 오래 사는 것입니다."라고 말합니다. 우리가 암을 치유하고 재발을 방지하려는 것도 행복하게 오래오래 살자는 것이기 때문이지요. 그래서 이번에는 삶의 질QOL, quality of life에 관해 이야기하고 싶습니다.

쉽게 이해할 수 있도록 예를 들어 보겠습니다. 암 재발을 방지하는 데 좋은 치료가 있다고 가정해 봅시다. 그게 항암약물 치료든, 방사선 치료든 말입니다. 하지만 이 항암 치료로 인해 환자가 죽을 것처럼 힘들고, 불행한 것처럼 느껴지고, 자괴감 등을 느끼게 된다면 과연 좋은 치료라고 할 수 있을까요? 환자가 견딜 수 없고 행복하지 않다면 당연히 심각하게 고려해야 합니다.

항암 치료는 무작정 극복해야 한다고 생각하기보다는, 한 번쯤 내가 '잘' 투병하고 있는지 돌아볼 필요가 있습니다. 과연 이렇게 치료하는 것이 최선인가를 곰곰이 점검해 보아야 합니다. 힘든 항암 치료를 열심히 견디고 투병했는데도 불구하고 재발해 빨리 돌아가시게 된다면 그보다 난감하고 허무한 일은 없겠지요. 또한 완치를 위해서는 보통 5년의 시간을 두기 때문에 투병 과정 자체가 행복해야 하고, 여생도 길어야 하며, 삶의 질도 높아야 하는 겁니다.

결론부터 말하자면, 너무 오랫동안 고통스럽게 치료하는 것은 좋은 치료가 아닙니다. 치료하지 않았을 때의 삶의 질이 더 좋고 행복하며 인간답게 사는 것 같다면, 치료하지 않는 것이 더 현명한 선택일 수도 있습니다.

암을 치유하는 데 있어, 전이를 막는 것도 중요하고 암의 크기를 줄이는 것도 중요합니다. 심지어 5년 생존율을 넘기고 버티는 것도 참 중요합니다. 그렇지만 환자의 전신 상태, 기력, 체력은 무엇보다 중요합니다. 몸을 돌보지 않고 암세포의 사멸과 제거만을 목표로 달려가는 치료는 암 환자에게 많은 부작용을 초래합니다.

하루하루 못 먹어서 몸이 수척해지고, 기력이 떨어지고, '이 치료를 받다가 죽을 것 같아'라는 공포심이 밀려오고, 통증이나 부작용 때문에 '내가 이렇게 사느니 죽는 게 낫지'라는 생각에까지 이른다면 그 치료는 결단코 계속되어서는 안 됩니다. 치료받는 환자도, 가족의 그런 고통을 바라보고 있는 보호자까지 모두가 힘들어집니다. 이렇게 되면 일시적이라도 항암 치료를 중단하는 것이 현명한 선택입니다.

　항암제의 부작용으로 구토가 심하고, 설사와 변비가 오고, 여러 합병증과 백혈구, 헤모글로빈, 혈소판 수치가 떨어지고, 간 수치AST, ALT는 증가하는 상황이 올 수 있습니다. 이럴 때 6개월(6사이클)이라는 치료 과정을 무리하게 견디게 한다면, 그 과정이 끝나기도 전에 환자가 못 버틸 수도 있습니다. 이럴 때는 전신에서 나타나는 항암제의 부작용을 추스르고 난 다음에 항암을 다시 시작해도 늦지 않습니다.

　암의 사이즈를 줄이기 위한 목적으로만 환자의 치료를 진행하다 보면, 삶의 질은 망가지고 오히려 죽음을 앞당기는 결과를 불러올 수 있습니다. 항암제 치료를 받지 않기 위해서 스스로 항암제 부작용을 과장하는 사람을 저는 거의 보지 못했습니다. 모두가 어떻게든 견디고 참아내서 지금의 상황을 잘 극복하고자 최선을 다합니다. 그런 환자들을 보고 있으면 얼마나 살고 싶은지, 얼마나 이 병에서 자유롭고 싶은지, 암을 극복했다는 이야기를 얼마나 듣고 싶어 하는지 알 수 있습니다. 그들의 몸부림을 잘 알기에 같이 기도하며 울 때도 있습니다.

　암 환자의 투병을 보면 잘 먹고, 잘 견디고, 내가 살아있음에 감사하고, 작은 것에도 진심 어린 감사가 있고, 은혜를 나누고, 인간답게 살 수 있을 때 그 어떤 순간보다 행복해했습니다. 저 역시 이 행복을 환자들에게 찾아주는 것이 너무나 행복했고, 보람되고, 중요했습니다. 삶의 질이 좋아지면 암이 재발하지 않고 자연스럽게 수명이 연장될 확률이 커지는 것입니다. 즉 우리 몸의 치료를 환자의 전신적인 관점에서 보느냐, 암세포 크기의 관점에서 보느냐의 차이가 재발 방지의 승패를 좌우할 수도 있다는 것이지요.

삶의 질이 높고 행복할 때 사람은 절대 좌절하지 않으며 없던 용기도 생기게 됩니다. 암 환자의 투병 의지는 여기에서 나옵니다. 암의 크기를 줄이는 자체가 삶의 질이 좋아지는 것과 비례하지 않을 수 있습니다. 참 중요한 시각이라는 것을 꼭 기억했으면 좋겠습니다.

몸만 고치는 암 치료는 백전백패한다

저를 찾아오는 환자는 1기부터 4기까지 다양하게 많지만, 대학병원에서 암 진단을 받고 수술, 항암제 치료, 방사선 치료 등 할 수 있는 모든 치료를 한 말기 환자들도 많습니다. 그뿐만 아니라 암이 재발하면 어떡하나 하는 두려움과 공포에 찾아오는 환자도 있고, 실제로 재발하여 온 환자도 있습니다. 또한 병원에서는 더 이상 치료할 방법이 없다는 말을 듣고 찾아오는 환자들도 있습니다. 그런 이들은 대개 항암제에 내성이 생겨 여러 차례 바꿔 치료했지만, 치료에 한계를 느끼고 저에게 온 경우입니다.

이렇게 다양한 사정으로 찾아온 환자들에게는 공통점이 있습니다. 바로 '마음의 병'입니다. 암은 국소 질환이 아니라 전신성 질환이고, 면역 질환이자 유전자 레벨의 질환입니다. 또한 암은 스트레스에 의한 심인성 질환입니다. "무릇 지킬 만한 것보다 더욱 네 마음을 지키라. 생명의 근원이 여기서 남이니라."는 잠언의 말씀이 있습니다. 이렇기에 암은 마음을, 즉 정신적인 암을 벗어나지 않으면 절대 낫지 않습니다.

　물론 암이라는 질병은 어렵습니다. 왕도가 없을 수도 있습니다. 그렇지만 바둑을 두듯 한 수, 한 수 잘 두어 나아가다 보면 길이 열리는 것입니다. 즉 '정석'이 있다는 것입니다. 건강한 사람은 이 시행착오를 견딜만한 범위가 넓을 수 있습니다. 하지만 암 환자들은 이 범위가 상대적으로 좁을 수 있습니다. 할 수만 있다면 사소한 시행착오도 많이 겪지 않는 것이 좋습니다. 하지만 피할 수 없다면 시행착오를 이겨 낼 자기 선언을 하는 것이 중요합니다. 그래서 저는 환자들에게 다음과 같이 자기 선언을 하도록 합니다.

　　나는 낫습니다.
　　이정도 병쯤이야 이겨 낼 수 있습니다.
　　나를 사랑하시는 하나님께서 다 고쳐주십니다.
　　나는 결코 암 환자가 아닙니다.
　　내 몸에 잠시 연약함이 깃들어 있을 뿐입니다.
　　나는 다 나을 것입니다.
　　나는 건강해졌습니다.
　　나는 참 행복한 사람입니다.
　　하늘이여, 감사합니다.

우리의 뇌와 마음은 행복하면 행복하다는 신호를 보내고, 건강하다면 건강하다는 신호를 보내고, 기쁨이 충만하면 기쁘다는 신호를 보냅니다. 생물학적으로 말하자면, 우리 몸에서 도파민, 엔돌핀, 엔케팔린, 세로토닌, 다이돌핀이 많이 분비된다는 것입니다. 이런 신경 내 전달물질을 많이 내보내게 되면 우리 몸의 면역세포, 즉 NK세포, B세포, T세포, 면역세포가 활성화됩니다. 면역세포들이 활성화되면 하루에 5,000개에서 10,000개, 혹은 그 이상 생긴 암세포를 무력화시킬 수 있습니다.

비슷한 시기에 두 명의 환자가 저를 찾아온 적이 있습니다. 60대 중반이었던 남자 환자는 폐암 말기로, 이미 몸 여러 군데에 전이되어 한 달을 채 살지 못할 것이라는 선고를 받았다고 했습니다. 비슷한 나이대의 여자 환자도 마찬가지의 상황이었습니다. 두 환자는 나이나 예후는 비슷했지만, 성격이나 환경은 전혀 달랐습니다. 남자 환자는 까칠했고 불평과 불만이 많았으며 엄격한 성격으로 주변을 경직시켰습니다. 반면 여자 환자는 가족과 주변에 헌신적이었으며 매사에 감사할 줄 아는 사람이었습니다.

하지만 두 사람의 결과는 전혀 달랐습니다. 남자 환자는 경직된 성격과 생활을 변화시키면서 암에 적응해 나갔습니다. 지금도 10년 넘도록 건강하게 잘 살고 있지요. 성격과 삶에 대한 태도가 완전히 바뀌었음은 물론입니다.

반면에 여자 환자는 암인 줄도 모른 체 헌신적인 아들의 도움으로 하루하루 즐겁게 투병해 나갔습니다. 두 사람이 모두 열심히 투병한 끝에 1년 가까이 지나자 상태가 많이 호전되었습니다. 아들은 한 달밖에 못 산다던 어머니의 상태가 좋아지자 안심하고 말했습니다. "어머니, 사실 어머니 암이었어요. 지금 많이 좋아지셨어요." 그러나 모친은 암이라는 사실만으로도 충격을 받았습니다. 암은 고통스럽고 잘 낫지 않는다고 생각하고, 안 된다고 낙심하고, 이렇게 살 바에야 고통이 오기 전에 죽는 게 낫다며 스스로 판단한 나머지 자살하고 말았습니다.

막연히 보기에는 여자 환자 쪽이 더 예후가 좋은 것 같았는데 이렇게 전혀 다른 결과가 생긴 이유는 어디에 있을까요? 저는 환경과 상황을 넘어, 마음을 지키지 못해서라고 생각합니다.

암에서 자유롭기 위해서는 가장 먼저 내가 암쯤은 이겨낼 수 있다는 믿음과 확신을 굳세게 가지는 것이 좋습니다. 신념이 아니라 '신뢰'를 갖는 것입니다. 내 몸속의 암을 위로하십시오. 지금 내 몸속의 암은 과거에도, 지금도 내 몸속의 세포입니다. "너 사랑받는 좋은 세포가 되길 바란다. 내가 좀 더 네 몫까지 챙겨줄게. 우리 함께 잘 살자. 그런데 혹시 함께하는 것이 힘들면 언제도 떠나도 돼." 이런 식으로 암과 공존하면서 달래는 것이 중요합니다. 지금 당장 실천해 보십시오. 마음과 몸이 먼저 반응할 것입니다.

면역력은 건강의 기초이다

.

    암의 병기는 종양의 크기, 전이 정도(개수), 타 장기로의 원격전이로 분류하여 1~3기로 나누며, 타 장기로 전이가 되어 있으면 4기로 병기를 정합니다. 암 환자가 재발하고 전이가 되었다면 말기, 즉 4기입니다. 하지만 사람들이 잘 모르는 게 한 가지 있습니다. 바로 암 환자에게는 5기(오기)가 있다는 것입니다.

    사람들은 암에 대한 자기 나름의 선입견을 가지고 있습니다. 크게 다음 네 가지 정도가 있을 것 같습니다. 1) 암은 잘 낫지 않고 꼭 고통이 온다, 2) 암은 결국 죽게 된다, 3) 암은 병기에 따라서 생존율이 정해진다, 4) 초기 암은 예후가 좋고 말기로 갈수록 예후가 나빠진다고 생각하는 것입니다.

    암을 한방에 이겨 낼 수 있는 약은 없습니다. 권투로 한 번 생각해 보지요. 가볍게 뻗어서 연속으로 날리는 잽이 처음에는 위력이 없는 것처럼 보여도, 누적되면 카운터펀치를 날리는 것보다 상대에게 더 위협적일 수 있습니다. 암 치료에 있어서도 마찬가지입니다. 암을 이기는 한 가지 특효약은 아직 없습니다. 이 자잘한 잽을 저는 5기라고 생각합니다.

이 5기는 어렵지 않습니다. '제대로 먹고 제대로 배출하기, 제대로 운동하기, 제대로 마음 다스리기, 제대로 잠 잘 자기, 제대로 호흡하기' 이것뿐입니다. 이 생활 습관이 강해지면 암은 계속되는 자잘한 펀치에도 나가떨어질 수 있습니다. 이를 JPT 5기 건강법이라 합니다.

맷집이 강해지면 우리 몸이 강해지고, 우리 몸이 강해지면 우리의 면역력이 더 강해지고, 면역력이 강해지면 결국 암을 이기게 되는 것입니다. 이 '이기는 힘'을 바로 면역immunity이라고 합니다. 면역이란 인체의 건강을 유지하는 다양한 방어 체계라고 할 수 있습니다. 감염에 저항하고, 상처를 아물게 하며, 몸의 균형과 조화를 이루어 인체의 건강함을 유지하도록 합니다. 즉 면역은 인체 건강의 기초입니다.

일반적으로 면역력을 높이기 위해서는 미리 점검해야 할 질문들이 있습니다. 1) 균형 잡힌 식사와 항산화 영양소를 섭취하고 있는가, 2) 암에 대한 긍정적인 생각과 암을 극복할 수 있다는 확신을 가지고 있는가, 3) 규칙적인 운동을 하고 있는가, 4) 매일 충분한 휴식을 취하고 숙면을 하여 피곤하지 않은가, 5) 생활 속에서 웃고 울고 미소 띠고 격려하고 칭찬하고 있는가, 6) 하루에도 한 번 이상 감사하는 마음을 가지고 있는가, 7) 다른 사람을 위해서 어떤 봉사를 하였는가, 8) 오감을 자극할 만한 즐겁고 기쁜 취미 활동을 통해 마음의 여유를 누리고 있는가, 9) 누구를 만나도 행복하고 사랑하고 용서하는 대인관계를 가지고 있는가, 10) 간절한 마음으로 기도하고 있는가. 이 중에서 몇 가지나 실천하고 있는지 한번 세어봅시다.

암을 치유하고 재발을 막으려면 무엇보다도 면역력을 증가시켜 놓는 것이 가장 현명한 선택임을 알았습니다. 암 환자와 가족, 그리고 치료하는 의사는 생활 속에서 면역력 증가를 위한 모든 노력과 방법을 찾아야만 합니다. 기본적으로 앞서 말한 5기, 즉 JPT 5기 건강법을 실천하길 바랍니다. 그리고 면역력을 증가시키는 생활 습관 통해 재발을 이기는 건강한 몸을 만들어 가야 합니다.

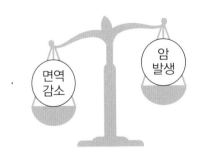

면역과 암의 상관관계

암 치유의 길

면역을 높이기 위해 점검해야 할 10가지에 대해 좀 더 자세하게 알아보기로 합시다. 먼저, 면역의 기초를 잘 유지하기 위해서는 인체의 신진대사가 원활해야 합니다. 신진대사라는 것은 잘 먹고 잘 배설하기만 해도 기본적으로 선순환이 됩니다. 암 환자들이 재발하는 원인 중 하나는 제대로 먹지 못하고 시원하게 배설하지 못하는 데 있습니다.

암을 이겨 낼 정도로 골고루 영양분이 있는 균형 잡힌 식사는 결국 재발을 방지하는 초석이 됩니다. 식사할 때는 항암 성분이 들어있는 마늘, 녹황색 채소, 오색 과일, 인삼, 토마토, 브로콜리와 같은 음식을 곁들어 먹는 것이 좋습니다.

먹는 것뿐만 아니라 먹은 것만큼 규칙적으로 배설하는 일도 너무나 중요합니다. 소화 과정에서 배설물은 꼭 생기게 됩니다. 그 배설물이 몸속에 남으면 독으로 작용할 수 있기 때문에 반드시 밖으로 배출해야 합니다. 이렇게 먹고 배출하는 몸의 선순환이 진행되면 우리의 몸이 안정화되는 것입니다.

두 번째로 제대로 운동하기는 꾸준히 오래오래 평소에 잘 할 수 있어야 합니다. 작심삼일로 끝나는 것이 아니라 평생 암이 재발하지 않도록 운동의 습관을 키워야 합니다. 그러나 탁구, 테니스, 배드민턴 등과 같이 점수를 내고, 경쟁을 유발하고, 몸을 급격히 움직이는 운동은 별로 몸에 좋지 않습니다. 경쟁하는 운동을 내려놓고 전신의 근육과 관절을 골고루 사용할 수 있는 유연한 운동을 하는 것이 좋습니다.

60~70세 이상은 노화 과정에서 재발할 수 있는 위험성이 더 크기 때문에 스트레칭, 국민보건체조, 맨손체조, 줄넘기와 같은 것들을 하는 게 좋습니다. 몸의 긴장을 풀어주고, 적당한 땀을 흘리고, 호흡이 빨라지고, 적당히 기분이 좋은 상태가 되면 우리 몸의 대뇌에서 엔돌핀이 분비되는데, 엔돌핀은 운동을 할 때 생기는 통증 완화제라고 할 수 있습니다. 무리한 운동을 하게 되면 골다공증이 있는 노인 환자군에서는 골절의 위험성이 있기 때문에 민첩한 운동은 하지 않는 것이 지혜롭습니다. 나이가 들면 우리 몸은 천천히 움직여야 합니다. 뼈에 골절이 생기게 되면 삶의 질이 급격히 떨어집니다.

세 번째로 마음을 평온하게 하는 것이 좋습니다. 감정의 찌꺼기를 걸러내고 차분히 마음을 가라앉혀서 지금까지의 삶을 되돌아보며, 하늘의 은혜와 평강을 누리는 것이 중요합니다. 하늘의 은혜를 받게 되면 사람은 지혜로워집니다. 지혜롭게 되면 마음을 다스리게 되는데, 마음을 다스리면 겸손해집니다. 겸손해지면 보이지 않는 것이 보이게 됩니다. 더 많이 보게 되면 그 높이와 넓이를 더해가며 마음이 넓

암 치유의 길

어지게 됩니다. 마음이 넓어지면 사람이나 환경을 품게 됩니다. '이 또한 지나가리라'는 마음으로 세상을 관조하게 되어 있습니다.

마음이 넓어지면 이해가 되고 용서가 됩니다. 용서가 되면 마음의 찌꺼기가 제거되고, 마음이 맑아지면 정신도 맑아지고 우리의 세포도 건강해집니다. 우리의 마음과 세포가 건강해진다는 말은 세포 안의 미세한 신진대사로 산화 물질 생성을 저하시켜 암이 생성할 수 있는 환경을 만들지 못하게 된다는 뜻입니다.

네 번째로 수면은 피곤을 풀 수 있는 가장 좋은 도구입니다. 아침에 일찍 일어나고 일찍 자는 것처럼 우리 몸을 건강하게 하는 것도 드뭅니다. 보통 성인은 하루에 7~8시간 정도 수면하는 게 바람직하지만, 노인이 되면 3~4시간의 숙면으로도 괜찮습니다. 꼭 몇 시간 자야만 한다는 원칙 같은 것은 없습니다. 피곤하지 않다면 4~5시간 숙면으로도 문제는 없습니다.

암 환자들은 피곤하다고 생각되면 가능한 한 자리에 눕기를 바랍니다. 눕게 되면 에너지 소모량도 떨어지지만, 간으로 가는 혈류량이 다소 증가하여 우리 몸 안의 해독 작용이 증가합니다.

수면을 잘 취하기 위해서는 가볍게 운동하거나, 위에

부담 주지 않는 음식을 먹거나, 저녁 8시 이후에는 아무것도 먹지 않는 것이 좋습니다. 전신욕이나 좌욕을 하면 혈액순환이 잘 되고, 여의치 않다면 따뜻하게 샤워하는 것도 좋습니다.

물론 이런 것들보다 더 좋은 것은 잠자리에 들기 전에 반드시 하루의 일을 돌아보고 감사하는 마음으로 하루를 정리하는 것입니다. 마음이 평안하면 잠을 잘 자는 데 도움이 됩니다. 잠을 잘 잔다는 한 가지만으로도 암 재발을 방지할 수 있는 환경을 만들 수 있습니다.

다섯 번째는 잘 호흡하기입니다. 우리 인간은 숨을 쉬어야 살 수 있습니다. 숨을 잘 쉬기 위해선 되도록 깨끗하고 맑은 공기를 호흡하는 것이 좋습니다. 공기가 정화될 수 있는 산소 포화도가 높은 산이나 등산, 산책, 공기정화 식물을 실내에 키워서 실내공기를 깨끗하게 하는 것이 좋습니다.

현재 우리나라뿐만 아니라 전 세계적으로 미세먼지, 대기오염, 자동차 배기가스 오염이 심각한데, 이런 오염된 공기는 DNA 손상을 가져올 수 있습니다. 예를 들어, 과거 굴뚝 청소부에게 방광암이 많았다는 보고는 굴뚝 매연 속에 있는 코발트, 카드뮴, 니켈, 구리 등이 암을 유발했다는 증거입니다. 그래서 암 환자들은 보통 사람보다도 더 깨끗한 공기를 마시는 것이 좋습니다.

한 번씩 나무가 많은 깊은 산속을 등산하는 것도 좋고, 긴 호흡을 통해서 허파꽈리까지 산소를 공급한다는 마음으로 정신과 마음을 이완하듯 호흡할 필요가 있습니다. 호흡할 때는 기분 나쁜 감정을 실어 보내고, 기분 좋은 감정을 실어 오면 더 좋습니다. 혹시 투병하는 중에 감정이 흔들려서 화나거나, 분하거나, 우울해지거나, 미움이 생길 때는 긴 호흡을 통해서 마음을 가라앉히면 더 좋습니다.

면역 치료 역시 자신의 문제점을 제대로 파악하고 나에게 알맞은 개선 방법을 찾는 게 중요합니다. 다른 사람에게 좋다 하더라도 나에게 좋지 않을 수 있고, 다른 사람은 좋지 않다고 하더라도 나에게는 꼭 필요한 방법들이 있을 수 있습니다.

예를 들어 나의 식이 습관이 나빠서 면역력이 떨어지고 암이 되었다면 식이 습관을 다시 한번 점검할 필요가 있습니다. 무엇을 먹고, 어떻게 먹고, 식습관의 무엇이 남들과 다른지, 어떤 게 문제인지 풀어야 합니다.

지나치게 운동하지 않아서 비만 때문에 암이 발생했다면 운동을 하고 적정 체중으로 조절할 필요가 있습니다. 반대로 너무 운동을 많이 해서 산화물이 많이 생기고 면역력이 떨어지면서 피곤했다면 운동 시간을 조절할 필요가 있습니다.

잠을 자지 않고 과로하고 몸을 혹사했다면, 자주 쉬고 피곤을 풀어주고 숙면을 취해서 스트레스를 줄이고 면역력을 높일 필요가 있습니다.

만약 인간관계의 태도가 잘못되거나 마음씨의 방향이 바르지 않아 암이 왔다면 이 또한 개선할 필요가 있습니다. 누군가를 지나치게 미워했다면, 먼저 용서하지 않았다면, 불평과 불만이 많았다면, 비관적이라면, 과거 지향적이라면, 너무 급하다면, 쉽게 욱한다면, 그 외 이런 모든 성격적인 결함이 있다면 이 성격을 회복하고 개선할 필요가 있습니다.

혹 바늘에 찔려도 피 한 방울 나지 않을 사람처럼 너무 이성적이고 철저하게 삶을 살아왔습니까? 그래서 감정과 이성의 조화가 안 되어 암이 발생한 사람이라면 항상 얼굴에 미소 띠고 부드러운 마음으로 바보처럼 살려고 노력할 필요가 있습니다. 웃는 자와 같이 웃고, 우는 자와 같이 우는 삶으로 변화시킨다면 면역력을 높이는 삶이 될 것입니다.

어떤 상황에서 급격하게 나의 면역력이 떨어졌는지 원인을 찾아, 자신에게 맞는 개선점을 찾고 집중하면 면역력이 강력해지는 큰 효과가 있을 겁니다.

미리 걱정하지 않는 현명함이 필요하다

코로나바이러스로 인해서 코로나 블루corona blue라는 신조어가 생겨났습니다. 장기간의 코로나 사태는 대다수의 사람에게 우울한 마음을 가져다 주었습니다. 이와 마찬가지로 암 환자에게도 캔서 블루cancer blue라는 말이 있습니다. 암만 생각하면 기분이 저하되고 우울해지고 힘이 빠진다는 것입니다.

이럴 때는 마음을 전환할 수 있는 방법이 강구되어야 합니다. 외래에서 이런 암 환자를 대하게 되면 제가 더 밝게 웃으며 말도 걸고 환자의 기분을 좋아지게 해줍니다. 어떨 때는 저도 힘들고 무안해지지만, '환자가 웃을 수 있다면 내가 망가지는 것쯤이야!' 하며 눈을 딱 감고 합니다. 결국 환자는 "선생님 애쓰시네요." 하며 웃습니다.

암에 관한 생각이 꼬리에 꼬리를 물게 되면 그 끝은 보이지 않을 정도입니다. 암이 재발하면 어떻게 할까, 재발하면 힘이 들겠지, 재발하면 아프겠지, 극심한 고통 속에서 결국은 죽겠지, 죽고 나면 가족은 어떻게 하지, 남겨둔 이런저런 일은 어떻게 하나 등등. 이런 고민, 걱정, 근심, 불안을 잊으려면 다음과 같이 선언하는 것이 중요합니다.

"나는 재발하지 않는다!"

"나는 예외다!"

"지금처럼 매일매일 한 걸음씩 나아간다면 언젠가는 좋은 결과가 있게 된다!"

"나는 살 수 있다!"

암 환자가 혼자 고민하는 듯하면 가족은 미리 살피고 격려해야 할 필요가 있습니다. "걱정하지 마세요." "이겨 낼 수 있어요." "지금까지도 엄마(혹은 아빠) 잘해 왔잖아요." 등과 같은 긍정적인 말로 암 환자를 격려하십시오.

우리가 일상에서 하는 걱정과 근심의 95% 정도는 실제 일어나지 않는다고 합니다. 미래에 일어나지 않을 가능성이 더 큰 일을 앞에 두고 미리 걱정하고 불안해할 필요는 전혀 없습니다. 우리의 예민한 마음을 더 신나는 일이나 취미를 통해 재미있게 보낼 수 있도록 해보면 좋습니다.

"나는 이것만 하면 힘이 나, 나는 이 일만 하면 기분이 좋아, 나는 이런 생각만 하면 너무너무 행복해, 나는 이 일만 하면 시간 가는 줄 몰라, 나는 이 일을 할 때 살아 있는 것 같아, 내 근심도 불안도 고민과 걱정도 잊히는 것 같아." 이런 생각을 하게 하는 일을 찾아보세요.

사람에 따라 다를 수는 있지만, 대부분 가장 보람된 일들은 남들을 위한 수고와 봉사일 때가 많습니다. 환자 자신도 힘들지만, 타인을 기쁘게 하는 일이야말로 우리의 생명이 살아있음을 더 깊이 느끼는 시간이 될 수 있습니다. 주는 것이 받는 것보다 낫다는 말처럼 말이지요.

제 환자 중에 대장암이 간으로 전이된 60대 초반 환자가 있습니다. 이 환자는 암 진단 후 우울함을 겪다가 노래 교실을 열심히 다니게 되었지요. 노래 교실에서 사람들과 만나 수다를 떨고 신나게 노래 부르면서 잊어버리니까 더 행복하고 매일매일 기쁨을 느꼈다고 합니다. 이 환자는 지금까지 약 12년 동안 재발도 없이 잘 생활하고 계십니다. 매일 신나게 살면서 누군가와 함께할 수 있는 보람된 일을 꾸준히 한다면 얼마든지 암을 극복하고 재발을 방지하는 기틀을 마련할 수 있습니다.

예를 들면 앞에서 말한 환자처럼 음악 교실 참여하여 노래 부르기, 클래식, 팝송 등 다양한 음악(신나는 음악, 차분해지는 음악, 들어보면 힘이 나고 마음이 편안해지며 영혼이 맑아지는 음악들) 감상하기, 화초 가꾸기, 운동하기, 공예품 만들기, 그림 그리기, 예쁜 물건 수집하기 등이 있습니다.

가족이 함께 취미 생활을 하면 더없이 좋을 수 있습니다. 가족 간에 공감대를 형성하고 함께 웃고 수다를 떨다 보면 행복한 시간이 될 것입니다. 가족과 함께 영화나 연극 감상, 음악회, 미술 전시회, 강연회 등에 참여하는 것도 좋습니다. 시간이 된다면 유방암 환자회인 핑크리본, 아름다운 동행과 같은 암 환자회 가족들이 함께 행사나 여행을 떠나는 것도 너무나 좋겠지요.

암 재발을 잊고 살려면, 암으로 힘든 마음을 떨쳐 버릴 수 있도록 재미있고 행복한 것을 찾아 대신 채우십시오. 등산가들이 "목적지에 이르고자 하면 목적지를 잊어라!"라고 했듯이 암에서 낫고자 하면 암의 우울성에서 벗어나 잊어버려야 합니다.

믿음, 즉 신앙이란 나를 비우고 그분을 채우는 것이듯, 암 재발을 막는 믿음은 나의 고민, 불안, 근심을 떨쳐버리고 더 기쁘고, 더 행복하고, 더 재미나고, 더 가치 있는 것으로 채우는 것입니다. 자신이 하루하루 살아있음에 감사하는 마음으로 일상을 하나하나 채우십시오. 그러다 보면 3년, 5년, 7년이 훌쩍 지나가 있을 것입니다.

2
재발을 막는 심리적 치료

1장

정신 · 심신 요법

정신적 암이 육체적 암을 부른다

우리 인체는 병들기 전에 마음과 정신이 먼저 무너집니다. 정신적인 암은 내·외적인 스트레스일 수도 있고, 주위와의 힘든 관계에서 오는 것일 수도 있고, 여러 가지 감당하기 어려운 상황에서 올 수도 있습니다. 우리의 정신에 어려움이 오면 육체로도 얼마든지 병이 오게 될 가능성이 커지는 것입니다. 그래서 먼저 정신적인 암을 극복해야 몸의 암도 이겨 낼 수 있습니다.

30년 이상 수만 명의 암 환자들을 진료하면서 다음과 같은 공통점을 발견했습니다. 바로 그들이 삶에서 후회하는 것들이 있다는 사실입니다. 1) 더 잘살아 보려고 너무 앞만 보고 달려 왔다는 후회, 2) 돈을 모으는 것에 집중하느라 자신을 위해 사용하지도 않고 오직 가족을 위해 희생했다는 억울함, 3) 진짜 원하는 것은 하지 않았던 과거에 대한 후회, 4) 시간을 내어 가족과 함께 좋은 추억을 만들고 싶은데 시간을 내지 못했다는 후회, 5) 다른 사람들에게 더 친절하게 대하지 못한 데 대한 후회, 6) 생각만 해도 기분이 좋은, 흐

뭇하고 보람된 일을 많이 하지 못했음을 후회, 7) 활력을 가져오는 변변한 취미 생활을 하지 못했음에 대한 후회 등입니다.

마음 상태에 따라서 치유는 큰 차이를 보일 수 있습니다. 미국 오하이오 주립대학교 의과대학 병원에서 이와 관련된 재미난 연구를 발표했습니다. 부부 42쌍의 피부에 작은 상처를 낸 후에 대화를 나누게 했습니다. 상처가 생기면 우리 몸은 자연스럽게 이를 치유하기 위한 반응을 합니다. 면역력의 관점에서 조사해 보니, 부부가 서로 사랑하고 다정하게 대화하며 상처를 별로 의식하지 않고 대처한 쪽의 면역력이 정상화되고 잘 이겨 내더라는 것입니다. 반대로 부부가 서로 불만을 토로하고 의도적으로 불평하게 하여 혈액 검사를 해보니, 백혈구의 활동저하와 면역이 떨어진 것을 알게 되었다는 것입니다.

이런 연구를 통해 마음이 중요하다는 걸 알 수 있습니다. 암도 마찬가지입니다. 암을 일으킨 원인, 즉 마음의 병을 치료하는 일은 너무나도 중요합니다. "무릇 지킬 만한 것 중에 더욱 마음을 지켜라. 생명의 근원이 이에서 남이니라."라는 말씀이 있습니다. 마음을 지키는 것이 바로 생명을 지키는 것이라는 뜻입니다.

대부분의 환자는 첫 외래 진료에서 자신의 깊은 상처와

마음을 잘 드러내지 않는 경향이 있습니다. 숨기려 하고 얼버무립니다. 사연이 있다는 사실을 수치스럽다고 생각하기도 합니다. 그러나 남에게 상처를 드러내면 눈물이 나고, 눈물을 흘리면 마음이 시원해집니다. 대개 이런 마음을 잘 드러내는 환자가 더 잘 낫고 빨리 낫습니다. 그리고 정서적으로 더 빠르게 안정을 찾게 되어 암을 잘 이겨 내곤 합니다.

제 환자 중 40세 중반의 유방암 환자가 있었습니다. 진료실을 들어올 때부터 침울한 얼굴을 하고 있어서 '무언가 큰 사연이 있구나.' 하고 감지하게 되었습니다. 그 환자의 사연은 바로 남편의 외도였습니다. 남편의 외도를 목격하고 용서하기를 반복했었는데, 외도 현장을 세 번 이상 급습해서 불륜녀와 함께 있는 현장을 본 이후로는 결코 남편을 용서할 수 없겠다는 결론에 도달했다고 합니다. 용서할 수 없는 마음이 깊어지니 결국 암에 걸리게 된 것입니다.

처음에는 많이 힘들어했지만 저와 함께 면역 치료를 시작했습니다. 먼저 용서하는 마음으로 정신적인 암을 극복해야 육체의 암도 극복하고 환자가 살 수 있는 길이라고 이야기했을 때에도 그 치료를 잘 따라주었습니다. 남편을 온전히는 아니지만 그래도 용서하려는 마음이 생기자 암의 확장이 멈추고, 얼굴이 밝아지고, 활력을 띠게 되었습니다. 사실 병원에서 몇 개월 남지 않았다는 말을 들었음에도 5년을 넘어서 지금까지도 생존하고 있습니다.

이제는 남편을 봐도 행복하고, 내가 더 잘해 줄 게 없을까 불쌍히 여기는 마음도 생기고, 여생을 남편과 함께 잘 살아야지 하는 생각이 든다고 합니다. 이렇게 긍정적으로 살아가는 암 환자를 볼 때면 저는 큰 보람을 느낍니다. 어떤 때는 환자가 의사를 위로하는, 치료의 주객이 전도되는 상황 가운데 있을 때 가장 큰 보람을 느낍니다. 이렇듯 정신적인 암을 극복해야 육체의 암도 이겨 낼 수 있습니다.

당한 상처를 되갚아 주는 것이 곧 이기는 것으로 착각하게 만든 데는 이 사회의 탓이 큽니다. 하지만 사실은 지는 것이 오히려 분명하게 이기는 길입니다. 용서할 줄 아는 사람이 더 큰 사람입니다. 주는 것이 받는 것보다 낫다고도 했습니다. 용서받기보다 용서하고, 사랑받기보다 사랑하고, 져주는 것이 이기는 길입니다. 과거에 겪었던 마음의 상처로부터 꼭 회복되시길 바랍니다. 이는 내가 살기 위한 커다란 결단이자, 가장 지혜로운 선택이 될 겁니다. 이 선택은 빠르면 빠를수록, 그리고 분명하면 분명할수록 효과적입니다.

정신적으로, 또 심리적으로 암에서 나을 수 있다고 생각해야 진짜 나을 확률이 커지는 것도 같은 이치입니다. 암은 고칠 수 없다든가 암은 곧 죽음이라는 부정적인 생각은 오히려 마음의 불평과 불안만 가중시켜서 암이 낫지 않을 수 있습니다. 즉 누구나 정신적인 암을 극복하면 고질병을 고칠 병으로 만들 수 있다는 말입니다.

이를 위해서는 이런 것들을 생각해 보아야 합니다. '나의 발목을 잡는 것은 무엇인가?' '내가 용서하지 못하는 것은 무엇인가?' '내가 풀어야 할 것은 무엇인가?' '나를 힘들게 하는 것은 무엇인가?' '생각만 해도 기분이 나쁘거나 분노가 치밀고 우울하게 하는 것은 무엇인가?' 자신의 상황을 잘 알고 고쳐보려는 의지를 가져야 결국 암이 낫는 기회를 가질 수 있습니다.

성경에서는 "진리가 너희를 자유케 하리라."고 말합니다. 용서하고, 사랑하고, 우리 마음을 자유롭게 할 때, 길이요 진리요 생명 되신 하늘의 길이 열리고, 진리가 열리고, 생명이 살아나는 은혜를 맛볼 수 있는 것입니다.

제 환자 중에 유명한 커뮤니티를 만든 한 대표가 있습니다. 이 환자를 처음 만난 건 거의 15년 전이었지요. 그때만 하더라도 훌륭한 회사의 중견 간부로 일하고 있었는데, 암에 걸린 후 정신적으로 상당히 피폐한 가운데에 있었다고 합니다. 저와 함께 면역 치료, 대화, 기도하는 과정을 통해 정신적인 암을 이겨 내고, 육체적인 암 역시도 잘 이겨 내게 되었습니다. 그는 제게 이런 말을 했습니다. "내가 제일 힘들었을 때 박사님이 잘 도와주셔서 지금 15년째 건강하게 살아갑니다.”라고요.

그 환자는 암 투병 환자들의 여러 힘든 부분을 도와주기 위해서 암 환자를 위한 공동 커뮤니티를 만들었습니다. 또한 어떤 음식을 먹어야 암의 재발을 예방하고 극복하는지 도움을 주고 싶어 식당을 열었다고 합니다. 그가 이렇게 15년 동안 건강하게 살아가게 된 가장 큰 비결은 정신적인 암을 극복했기 때문이 아닐까요?

흔히 하는 말 중에 '암적인 존재'라는 말이 있습니다. 암은 이기적인 것과 많은 상관관계를 가지고 있습니다. 이기적이고 욕심이 많으면 스트레스가 많고, 스트레스가 많으면 면역력이 떨어집니다. 면역력이 떨어지면 암이 기승을 부리도록 기회를 주는 것입니다. 정신적, 정서적으로 마음이 평온하도록 관리하시기 바랍니다. 관계에서 오는 스트레스만 줄여도 암의 많은 부분을 이겨 낼 수 있습니다.

원수를 만들지 않길 바랍니다. 후회하지 않는 사고체계를 생활 속에서 잘 만들어 가길 조언합니다. 늘 마음에 은혜와 평강을 가지고 살길 바랍니다.

누구에게라도 암 환자라고 알릴 수 있는 용기

의사나 보호자의 입장에서는 '암을 환자에게 알려야 하는가?' 하는 고민이 있을 수 있습니다. 암 환자에게도 '암을 다른 사람에게 알려야 하는가?'와 같은 고민이 있을 수 있지요. 서구에서는 보통 고지한다는 견해가 보편적입니다. 반대로 동양에서는 알리지 않는 것이 좋다는 견해가 보편적이지요.

주변인에게 암이라는 사실을 알릴지 고민하는 이유는 암 환자가 여생을 보람되게 살고, 정리할 것을 정리하고, 극복하기 위한 의지력을 키우고, 정면 승부하기 위한 마음을 격려하는 장치가 될 수 있기 때문입니다. 만약 주변에 사실을 알리는 것이 머뭇거려진다면 진정 암을 극복하기에는 다소 미흡한 심리 상태라고 해도 과언은 아닙니다.

오히려 "나는 꼭 나을 수 있다. 나는 꼭 극복한다. 나는 예외다. 나는 살아남는다. 나는 이 암을 꼭 이긴다."는 마음의 확증과 함께 당당하게 암을 알리고 기도해 달라고 하는 것이 더 많은 사람에게 도움을 받을 수 있는 상태가 되는 것입니다.

　내가 암 환자라고 해서 꺼릴 필요는 없습니다. 나만 아프고 저 사람은 건강한 게 아니라, 건강한 사람 누구라도 암에 걸릴 수 있기 때문이지요. 어쩌면 내 암은 발견이 되었고, 다른 사람의 암은 아직 발견되지 않았을 뿐일지도 모릅니다. 그러니 자신이 암 환자라는 사실을 너무 자책하지 않아야 합니다.

　암 환자라 하더라도 몸속 세포의 95~99%는 건강합니다. 겨우 1~5% 정도의 암세포로 인해 나를 환자라고만 생각하지 말고, 암이 있는 건강한 사람이라는 태도로 투병할 필요가 있습니다. 그래야 자극이 될 수 있습니다.

　긍정적인 생각은 긍정적인 마음을 가지게 하고 긍정적인 언어 습관을 가지게 합니다. 불평, 불만, 증오, 용서하지 않는 마음 등으로 우울해질 게 아니라, 암에 걸렸더라도 감사하는 마음을 가지고 은혜, 찬송, 사랑, 용서, 축복과 같은 마음을 가지길 바랍니다. 하늘을 향해서 기도하고 주위의 사람에게 알려서 중보기도를 받으면 암으로부터 자유로워질 기회가 많아지리라고 생각합니다.

강한 의지가 암을 이기게 한다

암 환자는 간혹 타인과 이야기할 때 주눅이 들어 있을 수 있습니다. 단지 자신이 암 환자라는 이유만으로요. 하지만 암 환자는 결코 죄인이 아닙니다. 그렇기에 상대방이 의사라 할지라도 말할 것이 있으면 당당하게 이야기하고, 당당하게 거절하고, 당당하게 요청할 권리가 있습니다. 그 누구에게도 암 환자라는 한 가지 사실만으로 위축되지 마십시오.

만약 의사에게 조언을 들을 때 내 가슴속, 머릿속에서 잘 그려지지 않고 납득되지 않는다면 막연한 치료를 계속해서는 안 됩니다. 많은 환자가 살고 싶은 마음만으로 어떻게 선택하고 치료해야 하는지 막막해합니다. 그래서 무조건 지시대로 따르는 환자가 있을 수 있습니다. 그렇게 진행하는 치료는 큰 효과를 기대하기 어렵습니다. 바른 희망을 가지길 바랍니다.

예를 들어 100명 중 99명이 항암제 치료를 해야 한다고 하더라도 자신이 너무나 항암제 치료를 하기 싫다는 생각이 든다면 무조건 따르기보다는 심각하게 고민할 필요가 있습니다. 항암제 치료가 힘들고 도저히 지금의 체력이 감당하지 못할 것 같다면 싫다고 당당히 말하십시오.

만약 의사의 지시대로 성실하게 치료했는데 결과가 좋지 않을 때는 적지 않게 실망하게 됩니다. 그래서 환자는 치료의 주도권이 자신에게 있다고 생각하고, 의사에게 치료의 힘든 부분을 거리낌 없이 이야기하는 것이 중요합니다.

간혹 낫기 위한 과정에서 우울한 마음이 올 수 있습니다. 하지만 이는 극복해야 할 부분입니다. 예를 들어 유방암 환자가 유방 제거술을 시행했을 경우 상실감이 올 수 있습니다. 대장암 환자가 인공항문 수술을 했다면 이 역시도 마찬가지겠지요. 대중목욕탕이나 사우나와 같이 자신의 몸을 사람들 앞에 드러내야 하는 곳에 가기 어려워집니다. 이런 소외감이 고독감을 불러일으키고 우울한 마음을 갖게 합니다. '어쩌다 내가 이 지경까지 이르렀나.' 하는 생각으로 극복하려는 마음까지도 포기하게 되는 상황이 될 수 있습니다. 이런 상황이 되면 암과 함께 공존하겠다는 마음가짐으로 강한 의지력이 필요하게 됩니다.

이럴 때는 일에 더 집중한다든지, 취미 생활을 한다든지, 어떠한 사명을 가져본다든지, 나와 비슷한 처지인 사람을 만나 대화를 나눠본다든지 하는 다양한 활동을 시도하며 계속되는 우울증의 고리를 끊는 것이 중요합니다.

어떤 환자는 이런 몸으로 어떻게 살아가냐고 말하기도 합니다. 하지만 암을 극복했던 대다수는 그럼에도 봉사하고, 다른 사람을 위로하고, 남아있는 시간을 유용하게 보낸 사람들입니다. 이렇게 살아가야 스스로 힘을 받습니다. 새로운 힘이 생깁니다. 주는 것이 받는 것보다 나은 것입니다.

제 환자 중에 어떤 환자는 명확한 목표와 의지가 있었습니다. "딸이 시집갈 때까지만 살았으면 좋겠습니다." 그런 말을 했지요. 저는 환자가 이 말을 할 때마다 "그럴 수 있습니다. 암과 함께 공존하는 마음으로 당당하게 살아간다면 얼마든지 극복할 수 있습니다."라고 말씀드렸습니다. 결국 그 환자는 암을 극복하고 딸의 결혼식에 함께했습니다. 예식장의 어머니 자리에 앉았던 감격을 이야기해 줄 때는 제 가슴도 먹먹했습니다. 이야기를 다 들은 저는 다음 목표를 제시했습니다. "손주 볼 때까지 살아 계십시오."

암과 함께 살아가는 용기를 가지면 암이 스스로 물러갈 때가 있습니다. 하늘이 감동할 만큼 살아내서 이웃에게 감동을 주는 복된 축복의 통로가 되시길 바랍니다. 존재가 감동이 되는 삶 그 자체가 되기를 바랍니다. 그러면 암은 어느덧 저만치 떠나있을 겁니다.

기뻐하고, 기도하고, 감사하기 건강법

인생을 사는 방법은 다소 부족한 듯 느긋하게 사는 게 좋습니다. 이렇게 살면 비판할 일도, 불평할 일도, 용서 못할 일도 줄어들게 됩니다. 만약 누군가 실수해도 "실수하셨네요. 그럴 수도 있지요." 하며 그냥 웃어넘길 수도 있고 얼굴에 미소가 가득할 것입니다.

상대의 좋은 점을 발견하려고 노력하십시오. 그리고 함께하는 것에 감사하십시오. 먼저 마음을 열고 나누면 이 또한 지나가리라 하는 평강의 마음이 됩니다. 늘 웃는 사람이 모자란 듯 보이지만 사실 그는 현자이고, 멋진 사람이고, 무명 철학자입니다. 이렇게 살면 마음에 평화가 오고, 작은 일에 감사하고, 기쁨도 커지게 됩니다. 사소한 일들로 은혜를 누리게 되면 수면의 질도 좋아지고, 식욕도 좋아지고, 운동하고 싶은 마음도 생기게 됩니다. 마음 역시 상쾌해지고 유쾌하게 되어서 사랑받고 있다는 행복감을 누리게 되는 것입니다.

이렇게 살 때 코르티솔과 같은 항스트레스 호르몬이 밖으로 배출되고, 건강한 자아상이 형성되고, 암에 대해서 용기를 가지게 됩니다. NK세포도 기능이 회복되고 T세포도 활성화되어 면역이 증가합니다. 이러면 암이 나을 가능성, 재발을 방지하는 가능성의 문이 더 크게 열리는 것입니다.

스탠퍼드 대학교에서 앞에서 말한 것과 같은 연구를 직접 시행했습니다. 용서하지 않고 마음을 닫고 사는 사람(대조군)은 18.9개월을 살았는데, 용서하면서 모자란 듯 마음을 열고 살았던 사람들은 36.6개월로 대조군과 2배가량 생존율에서 차이가 나는 것을 알 수 있습니다.

다소 모자란 듯 살면 감동받는 폭이 더 넓어지고 보는 시각도 창의적이게 되어 마음이 유연해집니다. 마음이 유연해짐으로 인해 세포의 경직으로 생긴 돌연변이 암도 유연해지게 되는 것입니다. 다시 말해 세포를 부드럽게 하기 위해서는 먼저 환자의 마음이 부드러워야 하는 것입니다.

제가 추천하는 방법으로는 JPT 건강법이 있습니다. JPT 건강법이란 Joy 항상 기뻐하기, Pray 쉬지 말고 기도하기, Thanks 범사에 감사하기입니다. 기쁨, 기도, 감사는 암 회복과 암 재발 방지에 절대적인 요소들입니다. 이러한 요소들이 삶 속에 갖추어진다면 이미 암에서 상당 부분 벗어나 있게 됩니다. 어떤 상황이나 외부 환경, 조건에 관계없이 기뻐하는 사람은 언제나 행복을 찾게 되고 얻게 됩니다. 기도하는 사람은 마음에 평안을 얻고 결국 행복하게 됩니다. 작은 것에도 감사하는 사람은 행복하게 됩니다.

저는 매일 기쁨과 기도와 감사의 일기를 쓰도록 추천합니다. 서서히 변화하면서 성숙해지는 자신을 만날 것입니다. 감사하는 사람은 작은 것도 소중히 여깁니다. 작은 것에 의미를 부여하는 사람은 지혜로운 사람입니다. 암 치유는 작은 것에서부터 시작합니다.

감사할 때 치유가 시작됩니다. 따뜻해집니다. 소망이 생기고 힘을 얻습니다. 감사에는 신비한 능력이 있습니다. 감사가 쌓이면 '암은 안 된다'가 '암도 된다'는 역전이 일어나게 됩니다. 암이 줄어들고 없어지는 기적을 경험하게 될 것입니다. 그러므로 감사는 기적을 창조하는 불쏘시개요, 하늘의 은혜입니다.

여기에 앞에서 말했던 5기 건강법(제대로 먹고 배설하기, 제대로 운동하기, 제대로 호흡하기, 제대로 마음 다스리기, 제대로 잠자기)을 더해 보십시오. 5기의 기본을 제대로만 지킨다면 암에서 자유롭게 됩니다. 우리 인체는 이미 건강하게 창조되었고, 바르고 빠른 회복을 위해, 그리고 본래의 건강한 상태로 되돌아가기 위해 최선을 다해 작동하고 있습니다. 기본만 잘 지켜도 건강하게 됩니다.

암 치유의 길

스트레스의 악순환을 끊어야 한다

"스트레스를 받지 말아라!" 이런 말을 많이 듣고 삽니다. 하지만 스트레스를 받지 않고 살 수는 없습니다. 그러므로 여기에서 스트레스를 받지 말라는 말은, 그 스트레스를 심각하게 되도록 방치하지 말라는 것과 같은 뜻이라고 볼 수 있습니다.

스트레스라는 용어는 1936년 한스 셀리에Hans Selye라는 헝가리 출신의 내분비학자가 처음으로 사용했습니다. 그는 스트레스를 모든 변화 요구에 대한 신체의 비특이성 반응이라고 했습니다. 한마디로 우리의 인체 항상성을 바꾸어놓는 모든 것이라는 말이지요.

스트레스가 심각해지면 마음에는 강직이 일어나고 몸에는 경직이 일어납니다. 이렇게 되면 우리의 몸은 체온이 떨어지고, 순환이 더뎌지고, 신경이 긴장하고, 면역력이 떨어지게 됩니다. 순환력이 떨어지니 산소 공급이 떨어지고, 조직 공급이 떨어지고, 영양 공급이 떨어지고, 기력이 떨어지는 것입니다. 말랑말랑한 스펀지 같은 마음가짐과 생각을 만들면 우리 몸의 면역력이 활성화됩니다.

악순환을 피하기 위해 가장 기본적으로 해야 하는 일은 바로 스트레스에서 빨리 벗어나는 것입니다. 스트레스가 깊어지면 심각해지고 낙심과 슬럼프에 빠질 수 있습니다. 스트레스에서 빨리 벗어나는 방법은 다음과 같이 여러 가지가 있을 수 있습니다.

1) 매사에 너무 심각하지는 말아야 합니다. 2) 마음과 신경을 분산시켜야 합니다. 서울대병원 원장을 지냈던 한만청 박사는 항암화학 요법 치료 시 독서를 많이 하며 집중력을 높이면서 스트레스를 풀었다고 합니다. 이렇게 신경을 분산시켜 심각한 상황 중에서도 잘 이겨 낼 수 있었습니다. 3) 취미 생활을 하는 겁니다. 4) 감사와 기쁨이 넘치는 삶을 살아야 합니다. 5) 말씀과 책 읽기를 통해 묵상하는 시간을 갖습니다. 6) 운동을 하며 몸에 생동감을 줍니다. 7) 적절한 외식을 하며 좋은 식사를 합니다. 8) 친한 사람과 즐거운 대화를 합니다. 새로운 만남을 통해 분위기를 전환하며 수다를 떠는 것도 좋습니다. 9) 가까운 곳으로 당일 여행을 갑니다. 먼 곳으로 여행하는 것은 좋지 않습니다. 근처 숲을 걸으며 피톤치드를 마시고, 옛 성곽길을 찾아가 천천히 걷습니다. 10) 깊은 잠을 청하고, 수면의 질을 높입니다. 11) 좋은 음악을 듣습니다. 김영삼 전대통령의 주치의를 했던 고창순

박사는 항암 주사를 맞을 때마다 라디오를 통해 클래식을 들었다고 합니다. 그뿐만 아니라 음악회나 연극 관람 등으로 기분 전환하는 것도 좋습니다. 12) 감사 일기를 써봅니다. 13) 미래를 구상해 봅니다. 암이 낫고 나면 무엇을 할 것인지, 어디를 가 볼 것인지 버킷리스트를 만들어 보는 것도 좋습니다.

재발에서 자유로워지려면 먼저 스트레스에서 자유로워져야 합니다. 마음과 몸의 긴장감이 행복감으로 바뀌어야 합니다. 스트레스가 암을 일으키는 원인이 되기도 하지만, 사실은 스트레스가 없으면 죽은 생명일 수 있습니다. 살아있는 사람은 누구나 조금씩 스트레스를 받습니다. 중요한 지점은 그 스트레스를 어떤 강도로 받아들이는가, 어떻게 바꾸는가 하는 것입니다. 스트레스를 고스란히 받아들이는 것이 아니라 그 스트레스를 줄여 완충하고 스트레스를 스트레스로 보지 않는 방법이 지혜로운 해결법입니다.

독일의 심리학자 그로사스Grossarth와 마티섹Matticek이 중부 유럽인을 대상으로 성격과 암 발생 상관관계를 연구해서 정신신체의학지에 발표한 적이 있습니다. 이 연구의 결론은 감정 억압의 성향이 있고 스트레스를 많이 받는 사람이 암 발생이 잘 된다는 것입니다.

저에게도 그와 비슷한 암 환자가 있었습니다. 좋은 며

느리, 좋은 부모라는 말을 듣기 위해 시모와의 갈등 속에서도 참고 살았던 유방암 환자였습니다. 그분은 홀어머니 밑에서 자란 외아들과 결혼해서 살았는데, 결혼 생활 동안 시모와의 스트레스가 누적되어서 결국 50대 초반에 유방암이 생겼습니다. 이 암이 결국 간으로 전이되어 저희 병원을 찾아왔을 때는 4기였습니다. 환자와 이야기를 나누면서 오랜 세월 이같은 스트레스가 있었다는 사실을 알게 되었습니다.

저는 그 환자에게 "시어머니를 용서하려 노력해 보십시오. 남편이 얼마나 가정을 위해서 열심히 살아가고 있습니까?"라고 이야기하고, 남편에게는 시모와의 사이에서 완충 역할을 하도록 했습니다. 시모에게 며느리가 좋은 사람이라고 이야기하게 하고, 며느리에게는 시모가 좋은 분이라는 이야기를 하게 해서 서로 사랑할 수 있는 관계를 만들어보라고 했습니다. 이렇게 점차 스트레스를 줄이도록 하자 간 이식을 하지 않으면 2~3개월 사는 것도 힘들다고 했는데도 무려 5년 이상을 더 살게 되었습니다.

또 다른 환자가 있습니다. 캘리그래피를 하는 단아한 목사님 사모님이십니다. 글씨를 얼마나 잘 쓰는지 전국 대회에서 최우수상도 여러 번 수상했을 정도라 학원에서 틈틈이 글씨 지도를 하기도 했습니다. 그러나 유방암 진단을 받자 주위에서는 모두 이 일을 그만 두라고 했습니다. 하지만 그 환자는 글씨를 쓸 때가 가장 행복하다고 했지요. 저도 그 재능이 아까워서 계속하라고 했습니다. 또한 병 치료에도 도움이 되리라 확신했습니다.

외래에서 만날 때마다 늘 진료 말미에 "글씨 많이 쓰셨는지요?" 하고 물어보기도 했습니다. 그러던 어느날 기쁜 목소리의 전화를 받았습니다. 전국 캘리그래피 대회에서 당당히 대상을 받았다는 소식이었습니다. 이렇게 좋아하는 일로 마음을 다스리며 즐겁고 기쁘게 산 이 환자는 지금 2년째 건강하게 지내고 있습니다. 꾸준히 글씨를 쓰고 가르친 것이 암 투병에도 도움이 많이 되었다고 말합니다.

고통 중에 있다 하더라도 스트레스에 짓눌려 있지 말고 오히려 축복이라고 생각하길 바랍니다. 가치 있는 삶으로 가는 희망과 소망의 메시지라고 생각하고 암을 극복하려고 한다면 스트레스 자유stress free가 되고 암 자유cancer free가 되고 재발 자유recurrence free가 되는 놀라운 은혜를 누리게 될 것입니다. 작은 소망, 작은 희망이 이 책을 읽는 모든 분에게 암 재발을 방지하고 오래오래 사는 데 도움이 되는 좋은 도구이면 좋겠습니다.

다시 만든 스트레스 관리 10계명

1. 상상으로 미리 걱정하여 기분을 나쁘게 하지 말자.

2. 사람들과 자주 소통하고 대화하자.

3. 다른 일로 관심을 돌려 분위기를 전환해 보자.

4. 힘든 라이프 스타일을 바꿔서 자신에게 맞게 변화시켜
   보자.

5. 자신에게 맞는 적당한 운동을 꾸준히 해보자.

6. 생활의 우선순위를 잘 정하자.

7. 깊고 넓고 높이 묵상해 보자.

8. 봉사자가 되어 행복한 일상을 살자.

9. 필요 없는 말을 줄이고 기도로 풀자.

10. 자신에게 알맞은 스트레스 대처법을 찾아보자.

성숙한 사람이 더 쉽게 암을 이긴다

환자는 영어로 Patient, 인내는 영어로 Patience입니다. 생김새가 비슷한 것처럼, 두 글자는 어원이 같습니다. 이 말은, 즉 환자는 인내하면 나을 수 있다는 뜻이 될 겁니다. 환자는 인내하는 사람이라는 거지요.

암 투병 초기에는 보호자도 불쌍한 마음에 가슴이 아프고, 측은하고, 꼭 낫기를 기대하며 환자의 요구를 대부분 여과 없이 들어주게 됩니다. 그러나 시간이 지나면서 이러한 상황이 일상이 되어버리면 서로 많이 힘들어지는 일이 발생합니다.

예를 들어 혼자 힘으로 충분히 물 정도는 떠먹을 수 있음에도 주방에서 일하는 아내에게 갖다 달라는 요구를 하게 되는 겁니다. 처음에는 이런 환자의 요구를 잘 들어줄 수 있지만, 시간이 지나서도 이런 일이 반복되면 보호자의 마음속에 힘든 기분이 싹틀 수 있게 되는 거지요. 암 환자는 이런 유치한 아이가 되지 말고 성숙한 어른이 되어야 합니다.

암 환자가 어린아이처럼 변하는 이유는 크게 다음과 같

습니다.

1. 자신이 환자이니 관심을 받고자 한다.
2. 감정의 기복이 심해져 신경질이 늘어난다.
3. 암에 걸린 원인을 생각하며 원한을 품는다.
4. 상처가 해결되지 않아 남아 있다.
5. 남의 탓을 한다.
6. 감정과 이성이 조화롭지 못하다.
7. 컨디션에 따라서 한 번씩 감정 조절에 실패할 때가
   있다.

암은 죽음을 전제로 한 병이기에 한 번씩 예민할 수도 있습니다. 하지만 그럼에도 성숙하고 의연하게 대처한다면 살길이 열리는 것입니다. 암을 극복하는 과정은 나의 정신세계나 내 몸이나 모든 영적세계가 성숙해져 가는 과정이라 생각하면 됩니다.

스트레스를 관리하는 환자 중에는 의사인 저를 위로하는 환자도 있었습니다. 환자 진료로 다소 지친 오후에 이런 말을 들으면 힘이 납니다. 이런 식으로 배려하고 마음을 쓰는 환자들은 역시나 좋은 경과를 보이곤 했습니다.

아무리 가족이라도 하고 싶은 말을 모두 다 이야기하거

나, 기분을 있는 그대로 전부 다 퍼부을 수는 없습니다. 평소에도 깊이 있는 말을 하고, 격려하는 말을 하고, 칭찬하는 말을 하면 마음도 편해집니다. 또 이런 긍정적인 말들이 우리 몸의 면역력을 활성화합니다.

제 환자 중에 어떤 은행의 은행장이 있었습니다. 그는 항상 저를 만나러 올 때 웃는 얼굴이었습니다. 항암 치료를 하고 나면 많이 힘들 텐데도 오히려 저를 위로하면서 "선생님 오늘 힘들어 보입니다. 그래도 나처럼 암 환자는 아니잖아요." 하면서 웃음을 주곤 했습니다.

또, 공기업에 다니던 한 환자도 힘든 상황 속에서 위로를 잘하곤 했습니다. 그 당시 동료 환자들은 모두 수술하고 항암하다 돌아가셨지만, 그분은 아직까지도 건강하게 살아있습니다. 그는 항암제도 내내 잘 견뎠으며, 면역 치료를 통해서 항암제 부작용도 잘 견디게 되었습니다. 그의 성숙한 성품으로 변화된 인격이 암을 잘 이겨 내게 해주었다고 생각합니다. 투병 자체가 성장해 가는 과정이고 인내입니다. 작은 인내가 암 치유와 재발 방지라는 큰 열매를 가져옵니다.

기억에 남는 또 다른 환자가 있습니다. 그분 또한 항상 웃는 얼굴로 상담하면서 잔잔하게 인생의 깊이를 보여주었습니다. 그 환자와 만나 상담을 하다 보면 그가 가지고 있는 인생의 철학이 느껴지고, 말 한마디 한마디에 담긴 깊이를 실감할 수 있었습니다. 그래서 외래 명단에 그분의 이름이 있으면 만남에 대해 기대하고 설렘을 느꼈습니다. 의사도 인간인지라 이런 환자들의 예후가 더 좋아지길 기대하는 것은 당연한 것입니다.

조금만 더 기다리고, 조금만 더 인내하고, 조금만 더 배려하면 성숙한 환자가 될 것입니다. 당연히 좋은 결과를 맞이하게 될 줄 믿습니다. 지금 이 책을 읽는 모두가 암 재발을 이겨 내는 복된 분들이 되길 바랍니다.

2장

생활 요법

암을 내보내는 성격 만들기

우리의 행동과 습관은 암 치유와 재발 여부에 있어서 참 중요한 부분입니다. 윌리엄 제임스가 생각과 마음이 바뀌면 나아가 운명이 달라진다고 말한 이유와 같습니다.

기존의 성격이 다소 내성적이었다면 외향적으로 바꿀 필요가 있습니다. 소극적이었다면 적극적으로 바꾸고, 부정적이었다면 긍정적으로 바꾸고, 비판적이었다면 우호적으로 바꾸어야 합니다. 과거 지향적인 성격이 암을 불러들였다면 희망을 가진 미래 지향적인 습관과 태도로 바꿀 필요가 있습니다. 성격 뿐만 아니라 불규칙적인 생활 습관에서 암이 발생했다면 규칙적인 생활 태도로 바꾸는 노력도 잊지 말아야겠지요. 우리 인생길 가운데 어떤 경우라도 환경을 변화시킨다는 건 매우 어려운 일입니다. 하지만 환경을 넘어 환경을 바라보는 태도를 변화시켜서 바꿀 수는 있습니다.

제 환자 중에 대장에서 간으로 전이된 환자가 있었습니다. 이 환자는 본인이 술을 좋아한다기보다는 이른바 '술 상무'로, 늘 회사에서 술 접대를 담당하곤 했습니다. 그러다 보니 알코올 중독에 가까운 상황이 되고, 자주 마시다 보니 술이 늘고, 그런 분위기를 자신도 모르게 즐기게 되었다고 말했습니다. 사람을 좋아하고 잘 어울리는 성격 덕분에 초고속으로 승진하여 40대 중반에 벌써 상무를 넘어 전무가 되기도 했지요. 이제 먹고살 만하고 안정적이라고 생각했을 때, 건강검진을 통해 대장암이 간으로 전이된 상황을 알게 되었습니다.

아내와 함께 병원에 첫 진료를 왔을 때 그 환자의 얼굴색은 까무잡잡했습니다. 하지만 우울한 마음이 그 얼굴을 더 어둡게 보이도록 했지요. 저는 그 진료 시간에 암에 걸리는 성격은 내성적, 우울함, 부정적, 과거 지향적, 급하고, 욱하는 성격 등이 있는데 몇 가지나 해당되느냐고 물어보았습니다. 그 환자는 "박사님, 두 가지가 있습니다."라고 답했고, 옆에 있던 아내는 "전부입니다."라고 말했습니다. 저는 그 부인의 말을 더 신뢰하게 되었지요.

앞부분에서 이야기했던 것들을 이 환자에게도 똑같이 설명했습니다. 긍정적으로, 미래 지향적으로, 급하게 하지 말고, 천천히 계획을 세워서, 낙천적인 생활을 하라고 했습니다. 제 조언을 잘 지키면서 그 환자의 삶이 조금씩 변화했습니다. 면역 치료와 성격 개조를 통하여 암을 불러들이는 습관에서 내보내는 습관으로 변화한 겁니다. 그 결과 3개월을 넘기지 못한다고 했는데도 불구하고 5년 이상 잘 사는 분이 되었습니다.

암 환자에게서 습관을 바꾸는 것은 너무나 중요합니다. 할 수 없다고 미리 생각하지 말고 오늘부터 하나하나 실천하면 여러분의 미래는 밝을 것입니다. 어느 날 자신도 모르게 암을 이겨 내고 자유로워진 자신을 만나게 될 것입니다.

용서는 암 치유의 첫걸음이다

　암 환자에게는 암을 일으키게 했던 원인이 분명 있습니다. 그것이 스트레스이건 사람과의 관계이건, 상대가 있는 실체이건 아니건 있습니다. 암을 투병하는 과정 중에 자신의 마음에 용서 못 한 일이 남아있다면, 이걸로 인해 암은 언젠가는 재발하게 되어있습니다. 용서하지 못한 마음의 대가는 너무나 크다는 사실에 우리는 뒤늦게 후회하곤 합니다. 용서는 상대를 위해 하는 것도 있지만 기본적으로 나를 위해서 하는 것입니다. 진정으로 용서가 되지 않는다면 과거에 붙잡혀있지 말고 차라리 과감하게 잊어버리는 것이 좋습니다.

　제 환자 중에 남편의 불륜 때문에 위암이 생긴 30대 후반의 환자가 있었습니다. 남편은 신혼 때부터 외도를 했고 자신의 기질을 잘 추스르지 못해서 한꺼번에 다른 여자 여러 명을 만나기도 하는 사람이었습니다. 남편의 태도를 이상하게 여긴 아내가 수소문 끝에 불륜의 현장을 목격하기도 하고 급습하기도 했다고 합니다. 처음에는 용서해 달라는 남편을 두고 결혼 생활을 유지해야 한다는 생각으로 무조건 용서했다고 합니다. 아이가 생기면 괜찮을 거라는 생각으로 용서했는데 아이가 생겼을 때도, 태어난 후에도 남편의 태도는 변하지 않았습니다.

결국은 서너 차례 그런 일이 더 있고 난 후 아내는 포기하게 되었습니다. 그 과정 속에서 단순한 속 쓰림인 줄 알았던 것이 위암 3기로 발견된 것입니다. 암이라는 병까지 얻었는데 남편과 이혼해야겠다는 생각에 더 큰 절망감이 밀려왔다고 합니다. 아이 때문에 어떻게든 살아야겠다고 생각하며 저를 찾아왔습니다.

제가 그 환자에게 해준 것은 하나도 없었습니다. 단지 그 환자가 하는 말을 안타까워하며 친절하게 다 들어주는 것뿐이었습니다. 그리고 마지막으로 조언을 하나 남겼습니다. "당신이 진정으로 남편을 용서해야 병에서 자유로워지고, 재발하지 않으며, 잘 극복될 것입니다."라고 말이지요. 살기 위해 남편을 미워하고 사랑하지 않았던 마음을 회개하고, 힘들지만 먼저 용서하라는 것입니다. 그래서 마음의 평정심을 가지고 평안한 마음을 유지할 때 거친 암도 부드러워지고 순하게 변형이 된다고 일러 주었습니다.

그는 살기 위해 남편을 용서하고 자기가 보았던 충격적인 외도의 장면들을 잊어버리자고 결심했습니다. 그 환자는 조금씩 변화하게 되었고 점차 병세가 나아지게 되었습니다.

이 과정 가운데 남편 또한 감동을 받아 불륜을 멈추고 아내의 병을 치유하는 데 함께 최선을 다했습니다. 결국 두 사람은 더 사랑하게 되었고, 5년을 넘겨 생존해 완치가 되는 좋은 결과를 보게 되었습니다.

반대로 앞선 환자와 비슷한 나이에 비슷한 이야기가 있었던 어떤 환자분은 상대방을 용서하지 않아서 안타깝게도 6개월 만에 돌아가셨습니다. 부부는 살며 서로 사랑하고 존중하며 결혼 서약을 지켜야 하는데도 불구하고 그렇지 않은 경우가 발생하는 것은 참으로 안타까운 일입니다.

남자의 이기심으로 아내가 암인데도 불구하고 방치하는 경우도 더러 보았습니다. 심지어 암에 걸렸다는 이유로 이혼하여 아내를 버리는 경우도 보았습니다. 반대로 남편이 암 환자가 되었을 때는 달랐습니다. 여자는 혼자서 잘 투병해 나가는 것을 많이 보았지만, 남자는 혼자서 절대 투병할 수 없습니다. 가족과 친지에게 버림을 받은 경우에도 극복해 내는 쪽은 여자입니다. 아내는 남편이 암이라 하면 최후까지 더욱 지극정성으로 돕는 경우가 훨씬 많습니다.

어떤 일로 서로가 상처를 주고받았다 하더라도 떠나는 뒷모습은 언제나 아름다워야 합니다. 인간이 떠난 자리에 분노만 있다면 그 인생은 암과 분노의 이중고를 겪게 됩니다. 과거에 자신이 상처받은 어떤 일이라도 지금 바로 완벽하게 용서했다면 재발 방지의 첫 단추를 완벽하게 채운 것입니다.

용서하는 당신이 자랑스럽습니다.

이제부터라도 단순하게 살아야 한다

암을 치료하는 좋은 이론, 좋은 경험, 좋은 이야기들은 얼마든지 많이 있을 수 있습니다. 그렇지만 그 이야기들이 나에게 맞는 것인지를 따져보면 실제로는 그렇게 많지 않을 수 있습니다. 또한 좋은 이론이 있다 해도 나에게 적용하고 실천하지 않는다면 그것은 다른 사람에게는 좋은 이론일 수 있으나 나에게는 의미 없는 것이 될 것입니다.

그뿐만 아니라 복잡하면 할수록 시도도 하지 못하고 포기할 수도 있습니다. 음식도 레시피가 복잡하면 적용하기에 힘이 드는 것과 비슷한 경우입니다. 따라 하기 어렵거나 복잡한 일들을 굳이 하기보다는 식사, 운동, 대인관계, 태도, 습관, 눈빛, 표정, 행동 등에서 꾸준하게 실천할 수 있는 것들을 하는 것이 암을 이겨 내는 지름길입니다.

그러기 위해서는 어린아이 같은 마음을 회복하는 게 좋습니다. 초등학교, 중학교, 고등학교 때 나의 마음을 회복하고 현재를 단순화시키는 것입니다. 인생은 나이가 들면서 마음을 복잡하게 하기 때문에 언어 태도와 생활 태도를 단순화시킬 필요가 있습니다.

환자와 환자의 보호자들은 단순한 것에 기쁨과 감사가 있도록 이야기해야 합니다. 항암 치료를 하고 있다면 "당신은 참 대단해요. 암 환자 중에 최고예요!" 이렇게 격려하는 말로 함께 용기를 북돋아야 하는 것입니다.

웃음은 천연 항암제이다

예전에 「웃으면 복이 와요」라는 코미디 프로가 있었습니다. 코미디언이 웃길 때마다 하하 호호 웃다 보면 너무 재미있어 시간 가는 줄도 모를 때가 있었습니다. 굉장히 오래된 장수 프로그램인 「전국노래자랑」도 고령의 진행자인 송해 선생이 언제나 장중을 웃음바다로 만들곤 합니다. 그렇게 많이 웃어서인지 송해 선생은 90세가 넘은 나이에도 프로그램을 진행하며 건강한 노익장을 과시하고 있습니다.

요즘은 시사가 더 재미있다며 코미디 프로그램 자체가 폐지되었다고 합니다. 하지만 시사로 인한 웃음은 대부분 비웃음이기 때문에 건강한 웃음과는 거리가 있습니다. 웃음은 건강에 도움이 되지만 비웃음은 건강에 전혀 도움이 되지 않습니다.

웃으면 기분이 좋아지고 마음도 밝아지며 행복해집니다. 많이 웃다 보면 혈액순환도 좋아지고, 호흡량도 증가하며, 맥박수도 증가하기 때문에 자연스럽게 면역력이 증진됩니다.

40년 동안 웃음을 연구한 미국 스탠퍼드 대학교의 윌리엄 플라이William Fly는 웃음이 심장병 예방에 효과가 있다는 연구 결과를 발표했습니다. '웃음학의 아버지'라고 불리는 노먼 커즌스Norman Cousins 역시 웃음으로 병을 치유한 경험을 토대로『웃음의 치유력』이라는 책을 썼지요. 그는 웃음을 '날아오는 총알을 막는 방탄조끼'에 비유했습니다. 즉 질병의 위험 속에서 면역력을 높여주어 방탄조끼처럼 우리 몸을 보호하는 효과가 있다는 것입니다.

커즌스는 불치병과 함께 자가면역질환을 앓았는데, 그때 캐나다 몬트리올 대학교의 한스 셀리에가 쓴『삶의 스트레스』라는 책을 읽었습니다. '마음의 즐거움은 양약이라도 심령의 근심은 뼈를 마르게 하느니라'(잠언 17:22)라는 글귀를 접하고 강한 충격을 받았다고 합니다. 흘려 읽기 쉬운 구절이지만 그는 그 글귀를 가슴에 담았습니다. 본래 진리는 단순하고 믿는 사람에게만 보이는 법입니다. 그래서 모든 사람이 알고 있으면서도 바르게 인지하지 못하는 경우가 많습니다.

커즌스는 그때부터 호텔에 투숙하면서 다른 일은 거의 하지 않고 웃음이 저절로 나오는 재미난 프로그램을 시청하면서 계속 웃었습니다. 본격적으로 웃기 시작한 그는 통증에 시달리지 않으며 잠을 잘 수 있게 되었습니다. 15일간 웃으며 지내다 병원에 가서 검사해 보니 놀랍게도 완치했다는 판정을 받았다고 합니다. 그는 죽을병이 완치되는 이 놀라운 체험 후 집중적으로 웃음에 관해 연구하게 되었음은 물론, 웃음 치료를 알리는 '웃음 전도사'가 되었습니다. 웃음은 일종의 내적 조깅이요, 마음의 운동이라고 하며 웃음 치료의 효과를 누구보다도 많이 강조했습니다.

연구하면 할수록 커즌스는 웃음이 방탄조끼를 넘어서는 엄청난 효과가 있다는 사실을 깨달았습니다. 웃음은 막혔던 혈관을 뚫어 주고 혈액 순환을 잘되게 하여 T림프구, 감마인터페론, 백혈구 수치를 높였습니다. 또한 암세포를 공격하는 자연살해세포(NK세포)를 증가시키는 효과가 있었던 것입니다.

저 역시 30년 전 한국에 최초로 웃음 치료를 도입했습니다. 웃으면 부교감신경이 자극되어서 심리적으로 편안해집니다. 마음이 편안해지면 몸의 균형이 잡히고, 에너지가 활성화되며, 대사가 증진되어서 마치 운동한 듯한 효과를 나타나게 됩니다.

무엇보다도 사람이 웃으면 동물의 뇌 등에서 추출되는 모르핀과 같은 진통 효과를 가지는 물질의 총칭인 엔도르핀endorphin과 함께, 체내에서 통각을 조절하는 펜타펩타이드이며 자연적인 진통 작용과 아편의 작용과 같은 희열감·

행복감 등을 일으키는 물질인 엔케팔린enkephalin이 많이 분비됩니다.

또한 위장관, 혈소판, 그리고 중추신경계에서 주로 발견되고 모노아민 신경전달물질monoamine neurotransmitter로 5-hydroxytryptamine5-HT라고도 하는 세로토닌serotonin이 트립토판tryptophan으로부터 생합성되는데, 이 물질은 잘 살기well-being와 행복감 등을 느끼는 데 필요한 것으로 잘 알려져 있습니다. 엔도르핀의 약 4,000배 되는 효과를 가지고 있으며 깨달음을 얻거나 감동받고 감사할 때 생겨나는 다이놀핀dynorphin 역시 많이 분비되어서 면역력 증강을 돕습니다. 웃음은 순환계, 호흡기계, 근골격계 및 면역계 등 몸의 항상성homeostasis을 자극하는 생리학적인 효과도 가지고 있습니다.

웃음 치료가 암 치료에 직·간접적인 도움이 된다는 자료와 함께 암과 연관된 신체적·심리적인 고통과 통증을 다소 줄일 수 있다는 논문들도 많이 있습니다. 유머간호중재가 항암 치료를 받는 환자의 스트레스에 끼치는 영향을 연구한 논문을 보면, 항암화학약물 요법 전에 일부 암 환자들에게 3일간 30분 동안 비디오 상영을 통해 웃음 치료를 한 결과가 나옵니다. 3일째 되는 날 웃음 치료를 받은 환자군에서 항암 요법 전 불안과 우울 수치가 의미 있게 낮게 나왔다는 결론이 나왔습니다.

효과 여부를 더 정확하게 판정하기 위해 이와 같은 연구가 지금보다 훨씬 더 많이 시행되어야 합니다. 그러나 환자가 고통 가운데 웃을 수 있어 투병에 용기와 긍정적인 마음을 가지게 된다면 그 자체만으로도 큰 의미가 있다고 생각합니다.

웃음이 나온다는 말은 온 신경과 마음을 암세포에만 집중하고 있지 않다는 뜻입니다. 아무리 고통스럽다 해도 손녀나 손자가 재롱을 부리면 웃게 됩니다. 아들과 딸을 보고도 웃습니다. 가족이 웃음을 주면 환자도 자연히 웃게 됩니다. 운동하면서도 웃고, 밥을 먹으면서도 웃고, 혼자서도 웃을 수 있게 도와야 합니다. 가정에 박장대소가 필요합니다. 그것이야말로 암 환자에게 주는 최고의 선물이요, 천연 항암제요, 면역증강제입니다. 매일매일 복용을 권합니다.

저는 암 환자가 오면 필요한 설명을 한 후에 궁금한 것이 없는지 물어봅니다. 만약 더 궁금한 것이 없다고 하면 "크게 한번 웃어보세요!" 하고 주문합니다. 그러면 대부분 이렇게 말합니다. "웃을 일이 있어야지요." 환자가 이렇게 반응하면 잘 웃기지도 못하는 제가 몸 개그를 하며 웃깁니다. 그제야 환자들은 "박사님 조금 웃기네요." 혹은 "박사님 애쓰십니다." 하며 웃곤 합니다.

저에게는 '한국의 패치 아담스'라는 별명이 있습니다. 패치 아담스는 실존 인물을 모델로 한 영화 「패치 아담스」의 주인공 이름입니다. 그는 소아과 의사인데 피에로 코를 하기도 하고, 어떻게 하면 곁에서 환자의 마음을 위로할까 고민하고 노력합니다. 환자들을 낫게 하려고 스스로 망가지면서까지 환자에게 다가갔습니다. 저도 패치 아담스처럼 피에로가 쓰는 무지개 가발과 큰 플라스틱 안경을 착용하고 복장을 바꾸는 등 환자들에게 웃음을 주기 위해 기꺼이 망가지곤 합니다. 이런 복장을 하고 피에로 소리를 내주면 환자의 대부분은 폭소를 터트리며 웃곤 합니다.

제가 암 환자에게 처음으로 웃음 치료를 도입할 때만해도 국내에서 웃음 치료를 도입한 병원은 거의 없었습니다. 그러나 지금은 서울대 암병원 등 많은 암센터에서 웃음 치료를 도입해서 환자들에게 즐거움을 주고, 웃음 치료 강의를 하고 있습니다. 이런 변화는 제가 잘해서라기보다 하늘께서 지혜를 주신 덕분입니다. 웃고 싶어도 웃지 못하고, 울고 싶어도 울지 못하는 불쌍한 환자들을 보면 내 마음이 같이 아픈 공감력을 내려주신 덕분입니다.

그럼 웃음은 무조건 다 좋은 것일까요? 앞에서도 말한 것처럼 비웃음보다는 건강한 진짜 웃음이 더 좋습니다. 스스로 거울 앞에 서서 자신을 보면서 웃으려고 노력하면 좋습니다. "하하하!" 하고 배에 힘을 주고 크게 웃어보십시오. 습관이 되어 있지 않으면 처음부터 큰 웃음이 나오기는 힘들 겁니다. 하지만 자신도 모르게 피식 웃는 웃음이라도 지으려면 의지적으로 웃어야 합니다. 우리의 뇌는 "하하하하!" 하고 일부러 크게 소리 내어 웃는 웃음을 가짜라는 사실을 알아차리지 못합니다. 그러니 횡격막이 떨리도록 눈물이 나게 웃는 경험을 인위적으로라도 차츰 늘리다 보면 나중에는 진짜로 웃게 됩니다. 제 환자 중 한 분은 집에 들어가기 전에 지하 주차장 차 안에서 10분 동안 크게 웃고 집에 들어간다고 했습니다. 그 환자는 점점 몸이 회복되면서 결국 암을 잘 극복하였습니다.

어떤 사람은 웃기 위해 코미디 프로나 개그 프로그램을 본다고 하는데 그 웃음은 길지 않습니다. 그냥 거울을 보면서 일부러 "하하하! 호호호! 히히히!" 소리 내어 크게 웃고 자주 연습하십시오. 거울은 정직합니다. 내가 웃어야 내 안의 자신도 따라 웃습니다.

눈물은 치유로 가는 관문이다

울음이 신체에 미치는 영향은 다양합니다. 심박동수와 혈액순환의 증가, 호흡수와 산소이용률의 증가, 내장 복직근의 강화, 면역력 증가 등이 있습니다. 또한 뇌에서 분비되는 신경전달 물질인 엔도르핀, 엔케팔린, 세로토닌, 다이놀핀 등의 분비로 인해 통증의 고통을 감소시키고 또한 NK세포를 자극하여 암에 대항한다는 주장들이 있습니다. 웃음의 효과와 비슷하지요.

하나님이 생명들에게 주신 자연 치유제로 웃음과 울음이 있습니다. 세상에 태어난 모든 생명은 울음으로 인생의 신고식을 치릅니다. 그 첫 울음은 호흡이자 생명입니다. 울지 않는 아기는 간호사에게 엉덩이를 맞아가며 울음을 터트리고 살아 있음을 확인받습니다. 이 눈물에서부터 생명이 시작됩니다. 그러므로 사람의 첫 번째 언어는 울음이고, 그다음이 웃음, 그다음이 언어입니다.

그러나 사람들은 대부분 울지 않고 눈물을 참습니다. 울면 시원찮은 사람으로 보일까 봐 참고, 가벼운 사람으로 보일까 봐 삼키며 태연한 척합니다. 이로 인해 우리 안에 문제가 생기기 시작하는 것입니다. 눈물로 대신 말하면 가슴이 뻥 뚫릴 텐데, 울지 않고 가슴에 고이 담아두니 마음이 병드는 것입니다. 울지 않으니 마음의 독소가 빠져나가지 않고 쌓여 마음의 병이 되는 겁니다. 이는 몸의 병으로 번집니다.

마음은 몸보다 먼저 병듭니다. 암에 걸리는 사람은 자기도 모르는 부정적인 감정이 마음 깊은 곳에 꼭꼭 숨어 있을 수 있습니다. 이렇게 스트레스를 받게 되면 스트레스 호르몬이 분비되고, 이것이 질병이 되도록 부추기게 되는 겁니다. 이럴 때 몸과 마음에 쌓인 독소를 제거하는 것이 바로 눈물입니다. 그래서 눈물은 곧 치유와 회복으로 가는 관문입니다.

미국과 유럽 여러 나라, 아시아에서는 일본에서 환자의 면역을 증강하는 한 방법으로 눈물 치료를 실시하고 있습니다. 저는 국내 최초로 웃음 치료를 도입한 데 이어 임상적으로 울음 치료 역시 처음으로 암 환자들에게 적용하였습니다.

영국의 왕세자비였던 다이애나가 불행한 교통사고로 생을 마감했을 때 영국은 큰 슬픔에 빠졌습니다. 다이애나의 순탄치 않은 인생을 알고 있던 모두가 그녀의 죽음을 애도했지요. 많은 이들이 텔레비전을 보면서 눈물을 흘렸고, 그녀의 장례식이 거행되는 날엔 영국 전체가 흐느꼈습니다.

그런데 이 사건 이후 영국의 심리상담사에게 상담을 받으러 찾아오는 사람이 절반으로 줄었다고 합니다.

눈물은 크게 세 가지로 구분할 수 있습니다. 첫째, 눈동자를 촉촉하게 부드럽게 유지하고 바이러스와 박테리아로부터 보호하는 지속적인 눈물입니다. 둘째, 이물질이 눈에 들어왔을 때 희석하거나 배출시키기 위해서 흘리는 눈물입니다. 셋째, 카테콜아민catecholamine과 같은 스트레스 호르몬을 방출시키는 감정적인 눈물입니다. 눈물이 있기에 사랑하는 남편과 아내와 자녀들의 얼굴을 볼 수 있는 것입니다. 그만큼 눈물은 우리에게 소중한 것입니다. 이런 고마운 눈물 중 제가 주목하는 눈물은 바로 감정적인 눈물입니다.

우리 몸은 외부 자극에 매우 정직합니다. 과하게 힘에 부치는 일은 인체가 많은 스트레스를 받습니다. 즉 육체적, 정신적, 영적으로 무리가 많이 된다는 뜻입니다. 우리 몸은 스트레스에 민감합니다. 그래서 그 충격이 그대로 흡수되는 것입니다. 스트레스가 심해지면 교감신경 우위의 상태가 되는데, 이 상태에서는 과립구가 증가하고 림프구가 감소하여 조직이 파괴되고 활성 산소가 증가해 암성 변화를 일으킬 수 있습니다.

스트레스는 휴식과 조화시키면 건강을 유지하는 데 도움이 됩니다. 스트레스 호르몬인 카테콜아민이 배출되지 않으면 콜레스테롤 수치 증가, 심장병 및 고혈압의 원인이 되기도 하는데, 이 때문에 스트레스가 쌓이면 몸속에서 자연스럽게 배출시키는 시스템이 작동합니다. 이것이 바로 눈물입니다. 일본 도호 대학 아리타 히데오는 목 놓아 우는 것은 뇌를 초기로 한번 되돌리는 효과가 있다고 주장했습니다.

노스캐롤라이나 대학교의 윌리엄 그랜트 달스트롬 William Grant Dahlstrom은 대학생을 대상으로 적대감이 높은 사람들을 조사했습니다. 25년 후에 조사해 본 결과, 적대감이 높았던 사람의 심장병 발병률이 5배 높았고 사망률이 7배나 높았다고 발표했습니다. 법대생을 대상으로 조사한 결과는 20%가 이미 사망했다는 보고도 했습니다. 이렇듯 울지 않고 스트레스를 많이 받는 사람이 심장병이나 사망률이 높다는 것을 알 수 있습니다.

흐르는 눈물은 각자의 마음에 소망과 사랑의 씨앗이 되기도 합니다. 저는 웃음이 파도라면 눈물은 해일이라 생각합니다. 울어야 할 때 울지 않으면 인체의 다른 장기가 눈물을 흘리게 됩니다.

암 환자들과의 만남을 통해서 깨달은 점은 '암은 사연으로 작동되는 병'이라는 사실입니다. 30분 웃기는 힘들어도 30분 울 수는 있습니다. 그래서 저는 외래에서 환자를 진료하며 함께 울며 기도하기도 합니다. 한참 함께 울고 나면 암 환자와 그 보호자들이 마음의 상처와 한으로부터 벗어나는 것을 보게 됩니다. 이런 시간을 가졌던 암 환자들이 훨씬 마음을 편안히 가지고 투병에 긍정적이며 적극적으로 임해 잘 이겨 내곤 했습니다. 울음을 통해서 마음의 정화, 즉 카타르시스가 일어나는 것입니다.

눈물은 딱딱하게 꼬인 마음과 응어리진 감정을 풀 힘을 가지고 있습니다. 하늘이 내린 눈물의 힘은 인간이 만들어 낸 항암제보다 더 뛰어나고, 가장 좋은 면역증강제이자 천연 항암제입니다. 표현하는 사람이 건강한 사람이고 표현력이 곧 실력입니다. 오늘부터는 눈물이 난다면 참지 말고 울기를 바랍니다. 우는 당신의 아름다운 모습에서 언젠가는 암을 이겨 낸 당신의 미래를 꼭 만나게 될 것입니다.

암 치유의 길

암 재발을 방지하는 12가지 습관

암으로 진단이 되면 자신의 모든 삶을 새롭게 돌아보아야 합니다. 무엇이든 새롭게 시작한다는 건 좋은 길로 가는 첫 단추입니다. 이제는 평소에 무심했던 시간도, 가족도, 관계도, 지식과 지혜도, 심지어 물질조차도 모두 귀하고 소중하게 여겨야 합니다. 주어진 시간 안에 어떻게든 잘 사용하고 좋은 결과를 만들어 내어야 합니다. 그래야 재발하지 않고 완치라는 귀한 열매를 거두게 됩니다.

그러기 위해서는 지혜를 가져야 합니다. 좋다는 것들을 무작정 다 해보는 것이 중요한 것이 아니라, 나에게 적절하고 꼭 필요한 것을 해야 합니다. 목표 지향적인 노력을 통해 자신의 무한한 잠재력을 깨워야 합니다. 그래야 풍성한 회복의 열매를 거두게 됩니다.

이제껏 앞에서 한 이야기들을 바탕으로 하여, 결론적으로 암 재발을 막기 위해 무엇을 고칠 것인지 정리해 보면 다음과 같습니다.

첫째, 내가 암 환자라는 생각을 버리고 '잠시 연약해졌구나.' 하는 생각을 가지십시오. 나는 암이 있는 건강한 사람이라는 생각으로 "나는 낫습니다. 이 정도 병쯤이야 내가 잘 이겨 낼 수 있습니다. 나는 암 환자가 아닙니다. 나에게 잠시 연약함이 있을 뿐입니다. 나는 다 나을 것입니다. 나는 건강해졌습니다. 나는 참 행복한 사람입니다." 이런 긍정적인 말들을 반복해서 이야기해 보십시오. 부정적인 생각도 고쳐야 합니다. "나는 암이 낫지 않을 것이다. 나는 어렵다." 등의 부정적인 생각을 내려놓고 긍정적인 생각과 태도로 바꾸어야 합니다. 안 된다고 하면 안 되는데, 된다고 하면 되는 것입니다.

둘째, 하늘이 도와주시면 나는 얼마든지 암이라는 고통과 불안에서 벗어날 수 있다는 믿음을 가지십시오. 기도하면서 작은 일에도 감사하는 마음을 가져야 합니다. 불안과 공포와 외로움을 이겨 내기 위해 좋은 신앙을 가지십시오. 신앙의 힘은 우리에게 영혼과 내적 에너지가 되어서 인간이 가진 능력 이상의 힘을 발휘하는 신비함이 있습니다.

셋째, 가족과 주위의 친구, 친지들에게 암이라는 사실을 알리고 모든 방법을 동원해 도울 수 있도록 요청하십시오.

사람을 대하는 태도도 바꾸어야 합니다. 마음의 문을

암 치유의 길

열고 먼저 다가가고, 살갑게 대하고, 많이 웃고, 작은 도움에도 크게 감사하여 함께 더불어 사는 것에 감사한 마음을 가질 때 나을 수 있습니다. 가족의 평안이 내 마음에 평안을 가져오고, 가족 안에 불화가 있으면 암을 고치는 데 치명적인 어려움이 될 수 있습니다. 가족이 이전보다 더 사랑스러워져야 하며 그 안에서 더 행복해질 수 있도록 해야 합니다.

암 환자가 암 환자를 바라보는 시선 역시 고쳐야 합니다. 암 환자를 불쌍히 여기고, 동병상련을 나누고, 따뜻하게 격려의 말을 해주어야 합니다. 암 환자가 서로에게 격려하는 것은 큰 힘이 됩니다. 서로 "이겨 냅시다." 응원하면서 위로합시다.

넷째, 암에 왜 걸렸는지 생각해 보고 가장 문제라고 생각되는 것들을 없애거나 뛰어넘으십시오. 혹시 관계에서 스트레스를 받았다면 그 사람과 관계를 회복하거나 아니면 과감하게 끊는 것으로 상처 속에서 나를 해방시켜야 합니다. 욕심 중심, 나 중심의 생활에서 이웃 중심, 가족 중심으로 성숙한 중심 이동이 필요합니다.

다섯째, 검증된 기존의 치료를 우선적으로 받아들일 필요가 있습니다. 수술이 가능한 몸 상태라면 수술을 하는 것이 제일 좋습니다. 그리고 약물 치료, 방사선 치료, 거기에 면역 치료까지 하는 것이 중요합니다. 예를 들어 항암제 치료에 아무리 부작용이 많다 하더라도, 아예 시도도 해보지 않으면 후회가 남을 수 있기 때문에 한 사이클 정도의 치료는 받아 보고 지속할지 여부를 결정하기를 바랍니다.

여섯째, JPT 5기 건강법을 꼭 실천해 보십시오. 제대로 먹고 배설하는 것, 제대로 마음 다스리는 것, 제대로 호흡하는 것, 제대로 운동하는 것, 제대로 자는 것 등 기본적인 것을 잘해야 합니다.

일곱째, 면역 요법을 함께 실시하는 것이 환자의 삶의 질과 수명을 연장하는 데 좋습니다. 암과 면역력은 상관관계에 있습니다. 면역력이 증가하면 암은 위험 수위로 올라오지 못하기 때문에 암 재발을 막기 위해서는 면역증강제나 주사를 맞는 것도 한 가지 방법입니다.

여덟째, 건강이 허락하는 범위 내에서 일과 삶을 포기하지 말고 지속적으로 유지해 나가십시오. 특히 혼자 산속으로 가거나 거주지와 많이 떨어진 요양원으로 가서 타인과 단절되지 않도록 하는 게 좋습니다. 고립감을 갖는 것은 오히려 재발을 불러일으킬 확률을 높일 뿐입니다. 차라리 사랑하는 가족이 함께 힘을 모아서 치료하는 것이 훨씬 효과적입니다.

아홉째, 다른 사람과 사랑하는 이웃을 위해서 여생을 의미 있고 보람된 일로 채우며 기뻐하고 감사하며 사십시오.

의미 있는 일을 하는 것이 암 재발 방지에 크게 도움을 줄 수 있습니다.

열째, 암을 생각하면 우울해지므로 이 우울한 마음을 접기 위해 취미 생활을 하는 것이 중요합니다. 그림 그리기, 노래 부르기, 악기 연주하기, 공예품 만들기 등 그동안 자신이 몰랐던 예술적인 행위를 통해서 즐겁게 취미 생활을 하는 것이 중요합니다. 그러면 삶의 의미도 더 생겨날 것입니다.

열한째, 의사를 대하는 태도를 고쳐야 합니다. 의사를 나에게 비싸고 어려운 치료를 시키려는 사람으로 생각할 게 아니라 나를 도와주는 우군으로 생각하고 그렇게 만들어야 합니다. 적군으로 만들면 환자 본인에게는 도움될 것이 없습니다. 의사는 환자를 가장 적극적으로 도울 수 있는 위치에 있기 때문입니다. 보호자와 가족 역시 의사와 좋은 관계를 유지하는 것이 좋습니다. 그래서 어떤 이야기도 나눌 수 있는 관계로 만들면 좋습니다. 주치의와 많은 이야기를 하게 되면 자연적으로 좋은 결과를 가져오게 됩니다.

마지막으로, 할 수만 있다면 매 순간 은혜와 평강, 감사와 기쁨의 구조를 만들어 가십시오.

이러한 작은 실천들이 모여 미래의 언젠가는 꼭 재발을 막게 되는 좋은 결과를 보게 될 것입니다.

3장

가족 치료

암은 가족과 함께 치료하는 병이다

가족은 어릴 때부터 한집에서 같은 음식을 먹고, 함께 생활하며, 같은 유전자를 공유하고, 스트레스도 공유합니다. 그렇기 때문에 가족 중 한 사람이 암에 걸리면 가족도 예비 암 환자가 될 수 있습니다. 암이 있는 가족을 도우면 암에 대한 지식과 지혜가 쌓입니다. 이렇게 쌓인 정보들로 나머지 가족을 암에서 비껴가게 할 수 있습니다.

감기처럼 가볍게 지나가는 병이면 몰라도 암은 혼자만의 힘으로 회복하기에는 조금 다른 차원의 질환입니다. 쉽게 말해 암은 혼자서 고치기는 어렵다는 겁니다. 그렇기에 가족의 도움이 절실한 질환입니다.

암 환자의 마음을 가장 잘 이해하고 가슴 아파하고 보듬을 수 있는 사람은 가족입니다. 가족의 격려와 칭찬과 위로는 환자들에게 큰 힘이 되고, 투병 의지를 진작시킵니다. 환자와 보호자가 서로 마음을 보듬고 이해하고 사랑하면 못 고칠 암도 없을 것입니다.

좋은 결과를 보기 위해서 암 환자의 가족은 말 한마디,

얼굴 표정, 행동 등의 모든 것을 평소에도 주의하는 게 좋습니다. 보통 가족 중 누군가 암으로 진단된다면 모든 가족은 긴장하고 처음에는 잘해줍니다. 내가 희생해서라도 살린다는 마음으로 열심히 돕지요. 항암 치료를 하거나 방사선 치료한 후 환자의 피폐해져 가는 모습과 변화되는 모습을 진심으로 가슴 아파하는 사람은 가족입니다.

그러나 투병 기간이 몇 년씩 길어지게 되면 초기의 마음은 사라지고 신경을 덜 쓰게 되는 경우가 있을 수 있습니다. 이럴 때 암 환자는 눈치가 빨라지므로 첫 마음, 첫 결심, 첫 태도를 잊어버리지 않도록 꾸준히 유지하는 것이 환자의 치료에 도움이 됩니다.

그렇게 하기 위해서는 환자에게 끝없이 물어보고 질문하는 게 중요합니다. 예를 들어 "오늘은 기분이 어때요?" "오늘 먹고 싶은 것이 있나요?" "오늘 하고 싶은 것이 있나요?" "지금 아픈 곳은 없나요?" "어제 저녁 잠은 잘 잤나요?" "같이 산책을 할까요?" "오늘은 기분이 좋아 보이네요." 등과 같은 질문을 많이 하는 것이 좋습니다. 질문이 많으면 대화를 할 수 있고, 꼬리에 꼬리를 무는 대화를 통해서 대화의 넓이와 깊이를 더해 갈 수 있습니다.

암 환자가 되면 다소 어린아이 같은 마음을 갖게 됩니다. 그래서 아픈 자신을 중심으로 무언가를 하려고 하며 관심받고 싶어 합니다. 이때 보호자는 성숙한 암 환자로 가기 위한 과정이라 생각하고 넉넉한 마음을 갖는 것이 좋습니다. 할 수만 있다면 환자의 치료에 방해가 되지 않는 범위 내에서 환자의 요구를 최대한 들어주십시오. 이렇게 좋은 유대 관계를 갖게 되면 눈빛만 봐도 환자가 미리 원하는 부분을 채워줄 수 있게 됩니다.

진심 어린 조언, 위로, 칭찬은 환자의 면역력을 증강시켜 암을 치유시키고 재발을 방지할 겁니다. 가족이 합심하여 암을 이겨 내고 재발을 막는 건강한 가정이 되길 바랍니다.

아픔은 나누면 반이 된다

    세상에 가족만큼 환자의 아픔을 공감하고 느낄 수 있는 사람이 있을까요? 가족은 내 모든 것을 희생해서라도 환자를 꼭 살리고 싶다고 생각합니다. 그게 바로 가족이기 때문입니다.

    간혹 자녀가 암에 걸린 부모 보호자들이 있었습니다. 이들은 하나같이 "차라리 내가 죽고 자식이 살 수만 있다면, 내 몸이라도 바치지요."와 같이 말합니다. 부부 중 한 사람이 암 환자일 경우에도 "내가 희생해서라도 아내(남편)를 꼭 살리고 싶어요."라고 말하는 사람들이 많습니다. 또한 부모가 암인 경우에도 자식이나 형제들이 "우리가 힘을 합해서 우리 어머니(언니, 형)의 암을 꼭 낫게 해드리자." 하며 마치 자신의 아픔처럼 말하곤 합니다.

    이 지구상에 약 78억 명이 산다고 하는데, 그 많은 사람 중에 누가 이와 같은 심정으로 암 환자를 돌보겠습니까? 만약 과거에 가족 간에 불화가 있었다면 이를 계기로 갈등을 해결하는 것이 좋습니다. 암을 통해서 가족의 절박한 상황들이 한마음이 된다면 암을 잘 극복할 수 있는 계기가 될 것입니다.

인간은 아픔을 나눌 때 성숙해지고 그 아픔은 반감됩니다. 가족이 함께 아픔을 나누다 보면 그 구성원이 얼마나 소중한가도 뼈저리게 느끼게 됩니다. 암 환자를 불쌍히 여기는 마음이 가족 간의 우애와 정을 더 깊어지게 할 것이며, 이렇게 한 가족으로 있는 것이 얼마나 감사한 일인지 느끼게 될 것입니다.

제 환자 중에 45세의 유방암 환자가 있었습니다. 그 환자의 남편은 아내가 임신했을 때 자기 배도 아프고 입덧을 하고 신체의 변화를 느낄 정도로 아내를 사랑하는 사람이었습니다. 외래에서 상담하다 보면 암 환자인 아내를 바라보는 남편의 표정이 너무도 안타까워 저까지 눈물이 글썽일 때도 있었습니다. "지금은 또 다른 신혼 같아요. 내가 얼마나 남편의 사랑을 받고 있는지 알 것 같아요. 남편을 위해서라도 꼭 살 거예요." 아내는 늘 저에게 이렇게 얘기했습니다. 이 부부는 한 달에 한 번씩 병원에 올 때마다 잊혔던 사랑을 다시 채워서 돌아간다고 했습니다.

또 다른 환자 중에는 30대 중반의 위암 환자가 있었습니다. 암이 복막에 다 전이된 상태에서야 저를 찾아왔지요. 병원에서는 수술이 불가능하다고 해서 할 수 없이 항암 치료와 함께 면역 치료를 하게 되었습니다. 이 남편 역시 아내를 지극정성으로 챙기고, 심지어 회사를 휴직하면서 아내의 병간호를 했습니다. 이 아내는 남편의 지고지순한 돌봄을 바탕으로 하여 결국 8개월 만에 위에 있었던 암이 다 사라지고 완치되었습니다. 저는 그 남편의 지극정성이 하늘을 감동시켜, 하늘이 고쳐주셨다고 생각합니다.

　이렇듯 가족의 사랑은 암을 잘 이겨 내고 심지어는 암을 낫게 하는 것입니다. 함께 나누면 가벼워집니다. 가족과 함께 아픔을 나누고, 사랑을 채우고, 그가 얼마나 소중한가도 뼈저리게 느껴보기를 바랍니다.

사려 깊은 가족이 환자를 살린다

암 환자의 보호자는 부지런할 필요가 있습니다. 암 환자보다 일찍 일어나고, 암 환자가 잠드는 것을 보고 잘 필요가 있습니다. 보호자가 더 일찍 일어나라는 것은 환자보다 일찍 일어나 해야 할 일이 있기 때문입니다.

이 할 일은 이런 것들입니다. 집에 화초를 키운다면 말라서 떨어진 잎이 없는지, 금붕어를 키운다면 밤사이 금붕어가 갑자기 죽지는 않았는지 살펴야 합니다. 만약 이런 것들을 발견한다면 암 환자가 보기 전에 제거하는 것이 좋습니다.

몸이 아프면 환자는 자기 한 몸을 챙기는 것도 힘이 듭니다. 신발을 대충 벗어놓고 수건도 아무렇게나 걸어놓는 것이 당연할 수 있습니다. 이럴 때 보호자의 세밀한 배려는 환자에게 내가 중요하고 소중한 사람이라는 것을 깨닫게 합니다.

만약 현관에 신발이 제멋대로 놓여 있다면 정리하고, 아무렇게나 놓인 수건도 잘 걸어두는 게 좋습니다. 설거지는 미루지 않고 바로바로 해 버리고 음식물 찌꺼기도 그때그때 정리해야 합니다. 집안을 정리하는 일은 암 환자들의 위생과 정신 건강에 도움이 됩니다.

이뿐만이 아닙니다. 암 환자가 깨어나기 전 자는 모습을 통해 혈색이나 표정, 자는 자세를 체크하고 실내온도나 습도가 적당한지 등을 살펴서 환경을 쾌적하게 할 필요가 있습니다. 환자가 먼저 잠드는 것을 본 후에 자라는 것도 비슷한 이유입니다. 만약 환자가 잠에 들지 못한다면 왜 잠을 못 자는지 이유를 살피고, 잘 잘 수 있도록 살펴야 합니다.

잠을 자지 못하는 이유는 다양합니다. 암으로 인한 통증일 수 있고, 우울한 마음에 의해서 꼬리에 꼬리를 무는 불안한 생각들 때문일 수도 있습니다. '갑자기 죽으면 어떻게 하나. 내가 죽으면 아이들은 어떻게 하나. 내가 죽고 나서 남아있는 가족들은 어떻게 하나.' 이런 걱정 때문에 잠을 못 자는 경우가 더러 있습니다. 보호자는 환자가 잠을 잘 수 있도록 격려하고 위로하고 따뜻한 말 한마디를 건네는 것이 좋습니다.

간혹 항암 치료 때문에 오심이나 구토 등을 할 수 있습니다. 이럴 때 환자는 보호자가 자신 때문에 고생한다는 생각에 깨우지 않고 스스로 해결하려는 성향이 있습니다. 하지만 이 행동이 반대로 환자의 위생에 문제를 일으킬 수도 있습니다. 또한 거동이 불편한 환자들 중에는 저녁 늦게나 새벽에 화장실을 가야할 때 보호자를 귀찮게 하기 싫어 참는 사람들도 있습니다. 이런 경우 기저귀를 사용하여 용변의 균으로 인한 피부의 감염, 상처, 괴사가 오는 일을 미리 방지하면 좋습니다.

환자는 스스로 자세 변경이 어려울 때가 있습니다. 보호자가 미리 자세를 변경해 주고 피부에 욕창이 생기지 않는지, 눌린 부위에 괴사가 생기지는 않는지, 혈액순환이 잘 되지 않아 피부색이 변하지 않았는지 미리 살펴보는 것이 중요합니다.

식사 시간에는 환자가 안 먹으려고 한다면 바로 상을 치우기보다는 조금 더 먹으라고 권유하면서 기분을 전환할 수 있는 음악 등을 틀어 주면 좋습니다. 또한 암 환자 특유의 냄새가 가정에 밸 수 있는데, 자주 옷을 갈아입히고, 목욕을 하고, 환기를 시켜서 쾌적한 환경을 유지해 주는 게 좋습니다.

암 환자의 주위를 둘러보며 개선할 수 있는 것이 없는지 살펴보십시오. 그것은 당신과 환자를 행복하게 해줄 것입니다. 행복을 위해 필요한 것은 할 일, 사랑하는 사람, 그리고 희망입니다. 사려 깊은 가족이 되어 주시기 바랍니다. 당신의 배려로 암 환자가 살아날 것입니다.

따뜻해야 할 때는 따뜻하게,
단호해야 할 때는 단호하게

보호자는 환자에게 따뜻해야 할 때는 따뜻하게, 단호해야 할 때는 단호하게 이야기하면서 환자에게 끌려가지 않도록 해야 합니다. 환자 또한 보호자가 시키는 대로 비위를 맞춰주기만 해서는 안 됩니다. 항상 대화를 통해 현재 상태를 이야기하면서 서로의 상황을 알아야 합니다.

먼저, 보호자는 환자를 위해 일상이나 경제적인 활동을 포기하지 않는 게 좋습니다. 직장을 그만두거나 휴직하고 환자만 돌보다 보면, 특히 요즘의 코로나 같은 상황이 왔을 때 가족끼리만 너무 붙어있게 됩니다. 이럴 땐 저절로 힘든 일이 생겨나게 됩니다. 또한 보호자가 자기를 희생하며 환자를 돌본다는 생각이 생겨 가끔 다툼이 일어나고 사이가 힘들어지기도 합니다.

두 번째로, 처음 암을 진단받았을 때부터 몇 년이 지나더라도 보호자의 행동과 태도는 항상 같아야 합니다. 막 암 진단을 받고 식사를 차릴 때는 몸에 좋다는 음식들로 진수

성찬을 차리게 됩니다. 하지만 시간이 지나다 보면 자연히 반찬 가짓수가 줄게 됩니다. 이럴 때 환자는 나를 향한 관심이 변했다고 생각할 수 있습니다. 환자는 몸이 힘든 상태이기 때문에 이런 사소한 일로도 서운하고 좌절할 가능성이 큽니다. 그러므로 처음부터 너무 열심히 하면 끝까지 해낼 수 없습니다.

세 번째로, 보호자는 보호자로, 환자는 환자로 인격적으로 대하고 의존적으로 변화하지 않도록 주의해야 합니다. 환자를 돕겠다고 하나부터 열까지 요구하는 대로 해 주면 시간이 지나며 보호자만 점점 지치게 됩니다.

보호자는 환자를 가족 구성원으로 끝까지 남겨놓아야 합니다. 환자가 하겠다고 하는 것이나, 아이를 돌보는 일, 청소하기, 설거지 등 아프기 전에 했던 일들은 빼앗지 않는 게 좋습니다. 하다못해 자신이 마실 물은 스스로 떠오게 해서 사소한 것까지 의존적으로 변하지 않도록 하는 게 중요합니다. 가족 내에서 하던 일을 계속함으로써 의존하려는 자세를 떨치고 가족 구성원으로의 소속감을 갖게 하는 것입니다.

환자는 스스로 환자라고 인지하는 순간 의존적으로 변합니다. 어린애처럼 떼를 쓰거나 핑계를 대며 무엇이든 안 하려고 합니다. 치료를 받기 때문에 힘들 수도 있고, 체력적으로 힘에 부칠 수도 있습니다. 그럴 때일수록 억지로라도 힘을 내서 자신이 하던 일을 계속해 나가는 의지를 잃지 않도록 도와야 합니다.

일본에는 '고양이 손이라도 빌리고 싶다'라는 속담이 있습니다. 집안에 아픈 사람이 생기면 보호자는 몇 배 더 일이 많아져서 힘들어지곤 합니다. 이때는 환자의 손을 적극적으로 빌리는 것도 좋습니다. 평소에는 환자에게 따뜻하게 대하더라도, 환자가 나약해지거나 의존적으로 변할 때는 엄하게 제재를 가하는 자세도 잊지 말아야 합니다.

암 치유의 기본은 화목한 가정에 있다

당신은 누구에게 가장 많은 스트레스를 받습니까? 누구에게 가장 상처를 많이 받습니까? 반대로 어떤 사람에게 가장 사랑을 받고 싶습니까? 누가 힘들게 하는 것이 가장 마음에 상처가 큽니까? 많은 통계에 의하면 이런 질문들을 던졌을 때 거의 보편적으로 답은 가족일 때가 많다고 합니다.

우리의 스트레스는 가정 안에서 가장 많이 생긴다고 해도 과언이 아닙니다. 남편의 외도 때문에 스트레스를 받아 암에 걸렸던 유방암 환자는 저에게 남편이 벌레처럼 싫다고 했습니다. 남편의 얼굴, 표정, 말씨, 걸음걸이가 싫다고 했습니다. 심지어는 아들조차도 남편과 비슷한 행동을 할 때는 꼴도 보기가 싫다고 했습니다.

그와 다른 예도 있습니다. 업무상 스트레스 때문에 암에 걸렸지만, 자신을 이해하지 못하는 아내 때문에 섭섭하다고 한 환자도 있었습니다. 본인이 직장 일로 힘들 때 아내는 이런 일도 견디지 못하냐고 하거나 다른 집 남편들과 비교를 자주 했다고 합니다. 이런 아내가 남편은 얼마나 힘들었겠습니까?

각자 암에 걸린 다양한 사연이 있습니다. 하지만 암을 극복해 내기 위해서는 이와 같은 관계를 잘 회복해야 한다는 단순한 결론이 남습니다. 싸늘하고, 냉랭하고, 이해 못 하고, 서로에게 불만이 있는 가족에서 따뜻한 사랑, 감사, 기쁨, 은혜가 넘치는 가족으로 변하는 것이 암 치유를 위한 첫 단추일 수 있습니다.

데이비드 시멘즈David Simans는 "나에게 상처를 준 가해자를 감옥에서 풀어주는 것처럼 보여도 나 자신의 마음속 감옥에서 풀려나는 것이다."라고 말했습니다. 두고 보자는 복수심을 가지면 암을 이길 수 없습니다. 용서하지 못하면 암세포에게 영양이 풍부한 밥과 간식을 제공하는 꼴이나 마찬가지입니다.

암이 재발하지 않고 5년 이상 살았던 사람들의 면면을 보면, 큰돈이나 세상에 내세울 만한 자랑거리 같은 게 없더라도 서로 사랑하고 위하는 화목한 가정이 많았습니다. 분명하게 몇 퍼센트라 나누기는 힘들지만 혼자 오는 암 환자보다는 온 가족이 함께 온다거나 진료 때마다 함께 오는 가족들이 잘 회복된다는 것입니다. 이런 따뜻한 가정이 있는 암 환자는 잘 치유됩니다.

암이 재발하지 않고 오래오래 건강하게 살기를 바란다

면 오늘부터 과거의 모든 상처를 내려놓고 따뜻한 가정으로 돌아갈 수 있도록 노력해 보기를 바랍니다. 이렇게만 된다면 벌써 50% 이상은 재발률을 낮춘 것입니다.

용서는 인격적으로 깨닫고 의지적으로 결단하는 것입니다. 나의 시간, 나의 시야를 넘어 더 높은 차원의 영역을 보는 것입니다. 관계 회복을 통해 마음이 평안해지면 세포도 평안하게 되어 암이 치료되는 것입니다. 그러므로 가족과의 관계 회복은 암 회복으로 가는 첫걸음입니다. 암이 발생하게 된 불편한 관계를 할 수만 있다면 정리하길 바랍니다. 이 관계 회복은 암 치료에 중요하고도 가장 기본적인 요소입니다.

'한 번 더'에 담긴 가족의 힘

암을 치료하는 것은 어떻게 보면 종합 예술일 수 있습니다. 환자를 중심으로 보호자, 의사가 2인 3각 경기를 하는 것과 똑같습니다. 서로 보조를 잘 맞추어야 합니다. 하루하루 세심하게 정성을 다해 보살피고 용기를 주어야만 좋은 결과를 얻을 수 있습니다.

우리 속담 중엔 '긴병에 효자 없다'는 말이 있습니다. 부모가 오랫동안 병을 앓으면 아무리 효자라도 효도하기가 쉽지 않은 일이라는 뜻이지요. 꼭 부모자식간이 아니더라도 오래 암 환자를 돌보다 보면 보호자가 지칠 수 있습니다. 하지만 보호자뿐만 아니라 환자도 보호자가 형식적으로 간호하면 금세 알아차릴 수 있습니다. 의사 또한 항암제가 지속되는데도 암이 커지고 수치가 나빠지면 '이 환자는 힘들겠구나.' 하는 생각을 할 수 있습니다.

이렇게 된다면 가장 큰 피해를 입는 당사자는 암 환자일 수밖에 없습니다. 이런 상황 가운데 놓이면 암 환자도 '내가 곧 죽겠구나. 이 고통을 이겨 내느니 그냥 고통 없는 곳으

로 가고 싶네. 이렇게 사는 것보다 죽는 게 훨씬 낫겠구나.'
이런 생각을 떠올리고 있다는 것입니다. 말로 표현하지 않는
다고 해서 생각이나 의식이 전혀 없는 것은 아닙니다. 또한
귀를 닫는다 하여 들리지 않는 것도 아닙니다. 가장 마지막
까지 남는 감각 기관은 바로 귀라는 걸 기억해야 합니다.

무심코 내뱉은 한마디가 환자의 생사를 좌우할 수 있습
니다. 그 상처는 오히려 암이라는 질환보다 더 무서운 상처
가 되어 마음의 암으로 자리 잡을 수 있기 때문입니다. 환자
앞에서 병원비가 많이 든다거나, 힘들다거나, 이런다고 살
수 있겠냐거나, 나아도 사람 구실 못 할 거라는 등의 험한 말
을 하면 암 환자는 '나는 쓸모없는 사람이구나. 내가 살아 있
는 것이 부담이고 다른 사람들에게 피해를 주는구나.' 하는
생각을 할 수 있습니다.

이런 말은 환자의 마음속 암으로 자리 잡습니다. 생명
을 지탱했던, 암을 극복하고자 하는 의욕이 끊어지고 생명의
불꽃도 급속도로 꺼지게 될 것입니다. 단지 1%, 아니 0.1%
의 가능성이 있다 하더라도 환자와 보호자, 의사는 결코 포
기해서는 안 됩니다.

저와 함께 치료해 암이 낫고 좋은 결과가 있었던 환자
의 보호자 얘기를 하고 싶습니다. 그 보호자는 환자가 자기
전까지는 절대 눈을 붙이지 않았다고 합니다. 환자가 잠드는

것을 보고 나서야 잠을 잤다고 합니다. 어떤 날은 새벽에 한 번씩 일어나서 환자가 잘 자는지, 숨은 잘 쉬는지, 편안해 보이는지, 부족한 것은 없는지, 환경은 쾌적한지 등을 체크하곤 했다는 겁니다. 이 '한 번 더'의 정성이 환자와 하늘을 감동시켰는지, 환자는 조금씩 나아지게 되었습니다.

가족이 주는 힘이라는 건 이 '한 번 더'에 있는지도 모릅니다. 힘들더라도 한 번 더 용기 내라고 말하고, 말하기 쑥스럽지만 한 번 더 용기 내어 사랑한다고 말하고, 한 번 더 안아주고, 한 번 더 손을 잡아 주고, 한 번 더 격려하는 일들이 환자의 암을 낫게 도와주는 것입니다.

다른 보호자는 이런 말도 했습니다. 환자가 자는 모습을 바라보면 눈물이 흐른다는 겁니다. 숨 쉬고 있는 모습을 보는 것만으로도 너무나 감사하고 행복하기 때문이라고 했지요. 그래서 환자의 이불을 덮어주고, 손을 꼭 잡고 기도할 때 얼마나 행복한지 모른다고 합니다.

우리의 생명은 하나님께서 주신 것입니다. 암 환자의 생명이라는 건 건강한 사람보다는 시한부일 수 있습니다. 하지만 우리는 모두 시한부 인생을 삽니다. 암 환자는 단지 그 범위가 좁을 뿐이라는 걸 잊지 말아야 합니다. 환자 앞에서 "5년 생존율이 몇 퍼센트입니다. 몇 개월 삽니다. 몇 년을 삽니다." 이렇게 단언하는 건 사망을 선고하는 행위와 다를 바

없습니다. 의사와 보호자가 친절한 의도를 가지고 환자에게 병세를 정확하게 설명하여 도움을 주고자 했던 마음이었을지라도 결과는 똑같습니다. 그것은 인간이 해서는 안 될 행위인 것입니다. 왜냐하면 우리가 결코 생명을 주관하는 심판자가 아니기 때문입니다.

생명은 누구도 알 수 없는 신비한 세계를 가지고 있습니다. 포기를 위한 대화를 나누는 것보다는 아주 작은 가능성이라도 있다면 마지막 순간까지도 환자에게 힘이 되고 축복하는 말을 하길 바랍니다. 따뜻한 위로의 말과 격려와 칭찬의 말을 나누는 행복한 시간을 가지길 바랍니다.

환자는 보호자와 의사의 따뜻한 정성과 사랑을 받고 있다는 사실 하나 때문에라도 살고자 하는 의지를 잃지 않을 것입니다. 어둠의 그림자가 환자에게 서서히 다가온다 하더라도 존중받고 존엄성을 인정받은 환자는 행복할 것입니다. 또한 마지막 순간을 앞두고 있더라도 하늘이 내린 은혜로 살아가고, 복된 여생이 될 것입니다.

이렇게 많은 격려와 위로를 받은 환자는 아픔 가운데 있으면서도 오히려 보호자나 의사를 위로하고 감사하고 축복합니다. 저에게도 그런 환자들이 참 많았습니다. 어떤 때에는 "선생님 나보다 더 힘들어 보이세요." "힘내세요." "선생님, 이 병원 문 닫으면 안 돼요." "선생님 오래오래 사셔야 해요.""선생님 참 고맙습니다.""선생님의 따뜻한 위로가 힘들 때 큰 힘이 되었습니다."와 같은 다정한 말들로 진료에 지쳐있는 저에게 큰 힘을 주었습니다. 이런 격려와 칭찬이 지금까지도 '할 수만 있다면 환자를 더 사랑해야지.' 하는 마음으로 저를 다독이게 합니다.

한 번 더 사랑하고, 한 번 더 위로하고, 한 번 더 따뜻하게 말하고, 한 번 더 안아주고, 한 번 더 기도하고, 한 번 더 희생하길 바랍니다. 언젠가 지상에서의 여행이 끝나고 아름다운 날이 왔을 때, 남겨진 가족에게도 정성을 들였던 추억이 감사한 마음으로 남아있게 될 것입니다.

못다 한 사랑이 없는 보호자, 의사, 환자가 되길 바랍니다. 오늘 저녁은 한 번 더 함께 수고하는 가족과 의사를 위해 노래를 선물해 봅시다.

4장

구제 · 봉사 요법

즐겁게 하는 봉사가 재발을 막는다

제 환자 중에 60세에 유방암으로 저를 찾아온 분이 있습니다. 처음 저를 찾아왔을 때는 남편과 관계가 좋지 않았고 삶의 모든 게 힘들고 귀찮다고 했습니다. 그런데 어느 날 남산으로 운동을 다니면서 독거 노인들을 돕게 되었다는 소식을 들었습니다. 자신보다 연로한 분들을 돕다 보니 내 한 몸 건사하기도 힘들다고 느껴졌던 생활에 활력이 생겼다고 합니다. 자연스럽게 다른 봉사도 더 참여하게 되었다고 합니다.

시간이 더 흐른 후에는 남편에게도 점점 좋은 감정이 생기고, 그 역시 측은하고 불쌍하다는 마음이 들어 미움이 사라지고 하나라도 더 챙기고 싶은 마음이 든다고 했습니다. 이렇게 마음이 바뀌고 용서하고 사랑하면서 생활하여, 그 환자는 5년이 넘도록 암 재발도 없이 잘 투병하고 있습니다.

저 역시 30년 동안 매년 필리핀으로 의료선교봉사를 다니고 있습니다(2020년에는 코로나로 인해 처음으로 필리핀에 가지 못해 얼마나 마음이 아팠는지 모릅니다). 이곳에 봉사를 갈 때는 항상 'JPT팀'과 함께합니다. 가족 단위로 30명 정도의 부부와 자녀로 구성되어 있는데, 매우 가족 같은 분위기라 우리 팀이 너무나 좋습니다. 아니, 우리 팀은 이미 가족 공동체입니다.

그런데 그동안의 세월을 보면, 우리 팀은 모두가 건강합니다. 지금까지 20여 년 같이 봉사하면서 특별히 아프거나, 특별히 힘들거나, 특별히 어려운 일을 거의 당하지 않았던 것은 하늘이 내린 은혜였다고 생각합니다. 동시에 우리가 필리핀 사람들을 사랑하고 사랑받았기 때문에 인체의 면역이 활성화되어서라고도 생각합니다.

봉사를 받는 상대도 살리지만, 섬기는 자신도 살리는 것입니다. 봉사는 남도 치료하지만, 자신도 치료받는 은혜가 있습니다. 주는 것이 받는 것보다 낫다는 성경 말씀을 굳이 인용하지 않더라도, 나누고 베풀고 섬기고 전하면 우리 인체의 면역력이 증가하고 건강하게 되는 것입니다.

그렇기 때문에 봉사하는 삶을 사는 사람은 장수하는 것을 볼 수 있습니다. 봉사하면 생명이 살아납니다. 아프리카의 성자 슈바이처도 그랬고, 인도의 마더 테레사 수녀도 장수했습니다. 여러 가지 상황이 어렵고 열악한 환경 가운데에서도 그들이 장수했던 까닭은 천국이 그들의 마음에 있었기 때문입니다. 하늘이 지켜주고 그들 마음이 천국이 되었기에 면역력이 증가하고 활성화되지 않았을까 생각합니다.

이런 이야기들을 보면, 봉사는 암의 재발을 막을 수 있는 좋은 방법일 수 있습니다. 제가 돌보았던 암 환자 중에 "내가 지금까지 살아있는 것은 하늘이 내린 또 다른 축복이고 은혜이자, 덤으로 얻은 인생입니다."라고 말하며 어려운 지역에 가서 봉사하는 분들이 많습니다. 봉사가 힘들긴 하지만 그 활동이 주는 정신적인 기쁨은 몸을 회복시킵니다. 오히려 더 건강해지는 환자들을 많이 보았습니다. 그래서 저는 환자들에게 체력이 된다면 꼭 봉사하라고 권유합니다. 특히 가족이 함께 봉사하면 더 좋습니다.

암을 이겨 내기 위해서라도 봉사하십시오. 물론 봉사가 스트레스가 되면 안 되지만, 봉사할 수 있다는 자체로도 은혜이자 행복입니다. 봉사가 행복하다는 것을 깨닫게 된다면, 누가 시키지 않아도 자신이 할 수 있는 일을 찾아서 꾸준히 봉사하게 될 것입니다.

봉사에서 찾는 인생의 진정한 의미

암 환자가 되었다가 생명이 연장된 사람들 중에는 오히려 암 때문에 인생의 진정한 의미를 찾았다는 환자들이 많습니다. 그들은 암도 극복했지만, 암을 통해서 유익이라는 보석을 캐낸 사람들입니다. 그저 평탄하게 살았다면 몰랐을 인생의 진면목과 의미와 깊이를 암을 계기로 깨닫게 된 것입니다.

그래서 그들은 머물러 있지 않고 베풀고, 섬기고, 기쁨과 은혜를 나누기를 원합니다. 자신의 암 투병으로 힘든데도 자신보다 더 어려운 누군가를 찾아서 돕는 것을 볼 수 있었습니다.

저는 "이런 일을 해서 기뻤습니다" "이런 일을 해서 행복했습니다" 하고 나누는 사람들이 암에 대한 걱정을 잊는 것을 많이 보았습니다. 그런 사람들은 자신이 지금 하는 봉사를 통해 기쁨을 느끼곤 했습니다. 암이라는 사실에 매여 있는 마음을 풀고 자유로운 마음을 갖게 된 것입니다.

이런 사람들은 자신이 재발하지 않고 행복한 삶을 덤

으로 누릴 수 있는 것이 하늘의 은혜라 생각했습니다. 덤으로 주어진 인생은 자신을 위해 쓰는 게 아니라 어려운 사람들을 도우며 살아가는 거라던 모습들은 마치 천사와도 같아 보였습니다.

암을 잘 극복하는 사람들은 누군가에게 배우지도 않았고 누군가 가르쳐 주지도 않았지만 스스로 그런 일을 해야 한다고 깨닫고 자발적으로 실천하곤 했습니다. 그들은 살아 있다는 한 가지 사실만으로도 참된 인생의 의미를 찾아낸 귀한 사람들인 것입니다.

힘들게 암을 극복한 후에 다시 과거의 모습으로 회귀한다면 무슨 큰 의미가 있겠습니까? 그들은 이런 팍팍한 인생에서 의미 있는 일을 발견한 참 지혜로운 사람들입니다.

일상의 기적은 감사와 기쁨에 있다

살아있는 생명은 모두 다 소중합니다. 만약 생명이 소중하다는 사실을 죽기 전에 깨달을 수 있다면 헛된 시간을 보내지 않을 수 있습니다. 시간을 아껴 쓰는 사람은 생명의 소중함을 아는 사람입니다. 왜냐하면 시간이 곧 생명이기 때문입니다.

생명의 소중함을 아는 사람은 생명의 감사와 기쁨을 아는 사람입니다. 생명의 감사와 기쁨을 아는 사람은 하늘의 은혜를 아는 사람입니다. 하늘의 은혜를 아는 사람은 하늘의 은혜를 나누기를 원하는 사람입니다. 하늘의 은혜를 나누기를 원하는 사람은 은혜를 나누어서 확장되기를 원하는 사람입니다. 그 은혜가 확장되면 어둠 가운데서 작은 빛이 생기고, 그 덕분에 세상이 밝아지고 맑아지고 아름다워집니다.

궁극적으로 암을 극복하는 것도 중요하지만, 암을 극복하는 과정에서 얻은 유익을 함께 나누는 것은 더 중요한 차원의 문제일 수 있습니다. 힘들고 어려운 상황 가운데 있지만 암을 통해서 얻은 깨달음과 인생의 깊이를 공유할 수 있다면 많은 사람이 암에 걸리지 않게 막을 수 있습니다. 또한 이미 암에 걸린 환자들을 회복시킬 수도 있고, 재발을 방지할 수 있게 됩니다. 그렇게 되면 더욱 건강한 사회로 만들 수 있는 것입니다.

살아있음에 충분히 감사하는 사람은 죽음을 이기는 사람입니다. 삶은 죽음이 빌려준 시간일 수 있고, 반대로 죽음도 삶이 빌려준 또 다른 시간일 수 있습니다. 삶과 죽음이 공존하는 인생을 살면서 오히려 암 환자들은 죽음 위주의 인생을 사는 것처럼 느낄 수가 있습니다. 그러나 죽음과 같은 형편 가운데서도 삶의 향기를 발견하고, 누리고, 베풀고, 섬겨가는 사람이 바로 행복한 사람입니다. 그가 바로 시간을 아끼는 참된 생명의 사람입니다.

죽음 앞에 힘들지 않은 사람이 있겠습니까? 이런 기분이 들 때는 박완서 선생님의 시 중 「일상의 기적」이라는 시를 꼭 한번 읽어보기를 추천합니다. 오히려 살아있음에 더 감사하고 자신의 삶을 고달픈 음지에서 따스한 양지로 끌어낸다면 암을 극복하는 기적이 나타나게 될 것입니다.

하루를 살아도, 십 년을 살아도 살아있다는 자체에 감동을 느끼고 감사해 봅시다. 이와 같은 은혜로운 인생이 된다면 암은 얼마든지 치유할 수 있고, 재발을 방지하며 행복하게 살 수 있습니다.

알지 못했던 것들의 가치를 알아가는 과정

바쁘고 쫓기는 삶을 살다 보면 정작 인생이 보이지 않습니다. 하지만 암이라는 진단을 받고 죽을 수도 있겠다는 생각이 들어 겨우 멈추어 보면 과거의 잔상이 보입니다. 바르게 잘 살아가고 있는지, 어떤 방향으로 가고 있는지, 무엇을 하고 있는지 점검하게 되는 것입니다. 마치 올라갈 때는 보지 못했던 꽃을 내려오면서 발견하게 되는 것과 같습니다. 차원이 달라지고 시야가 달라지니 위의 것도, 아래의 것도 모두 다 보이게 되는 것입니다.

사람의 가치와 진면목은 위기의 순간에 드러납니다. 암은 누가 뭐라고 해도 인생의 큰 위기임은 틀림없어 보입니다. 하지만 위기를 어떻게 바꾸고 변화시키는지는 위기를 대하는 생각과 마음의 자세, 태도에 따라 달라집니다. 마음의 자세와 태도가 변하면 삶도 변하고, 결국 암도 변하게 됩니다. 위기를 기회로 바꾸면 인생이 더 많이 보이고 더 넓어집니다.

암에 걸리면 첫째, 보이지 않던 것이 보이게 될 것입니다. 진리를 보길 바랍니다. 둘째, 듣지 못했던 것이 들리게 될 것입니다. 진정한 하늘의 음성을 듣길 바랍니다. 셋째, 만지지 못했던 것을 만지고 생각지 못했던 것을 생각하게 될 것입니다. 인생관, 세계관, 가치관을 변화시켜 자아상을 변화시키길 바랍니다.

암은 다른 차원을 경험하고 알아가게 해줍니다. 생명이 얼마나 소중한지, 하루하루 사는 것이 얼마나 중요한 시간인지 깨닫게 됩니다. 위암 환자는 밥을 실컷 먹고 싶어 하고, 대장암 환자는 변을 시원하게 보고 싶어 합니다. 어떤 사람은 통증 때문에 잠을 못 자기 때문에 잠 한번 실컷 자고 싶다고 이야기합니다. 하지만 우리는 이미 실컷 밥 먹고, 수월하게 변을 보고, 푹 잘 수 있지 않습니까? 이게 바로 건강할 때 보이지 않았던 것이 보이게 되고 알지 못했던 것들의 가치를 알아가게 되는 과정입니다.

기왕이라면 암을 통해 얻을 수 있는 모든 유익을 다 취하고, 누릴 수 있는 것이 있다면 모두 누리는 것이 좋습니다. 가족의 소중함, 건강의 소중함, 시간의 소중함, 만남의 소중함, 친구의 소중함, 일터의 소중함, 동료의 소중함, 물질의 소중함, 한끼 식사의 소중함, 용변의 소중함, 맛있는 음식의 소중함, 햇빛의 소중함, 공기의 소중함, 물의 소중함, 지하철이나 버스와 같은 대중교통의 소중함 등.

일상의 소중함을 알면 매 순간순간 시간이 소중해집니다. 이 모든 것이 암이 우리에게 주는 유익함이라고 생각해 보길 바랍니다.

5장

예술 요법

우울을 잊게 하고 활력을 부르는 취미 생활

암 환자는 평소에도 우울해지기 쉽습니다. 캔서 블루라는 말이 괜히 생겨난 것이 아닌 것처럼요. 쳇바퀴 돌듯 도는 항암 치료와 방사선 치료의 어려움이 큰 이유를 차지할 겁니다. 또한 "암이 언제쯤 나을까?" "암이 커진다면 어떻게 하나?" "말기가 되면 고통이 심하다던데….." "내가 떠나고 나면 우리 아이들은 누가 키우나." 이런 걱정들로 마음이 힘들고 불편해집니다. 일어나지도 않은 일을 미리 상상하고 앞당겨서 우울해지는 겁니다.

외래에서 많은 암 환자를 보면서 그들의 이런 걱정을 충분히 이해하게 되었습니다. 그래서 어떻게 하면 이런 마음을 바꿀 수 있을까 매일 생각했지요. 곰곰이 생각하고 여러 가지를 시도해 본 결과, 이런 마음을 돌려놓기 위한 좋은 방법으로 취미 생활을 강력하게 추천하게 되었습니다. 자발적으로 하고 싶은 활동에 몰두하여 암으로 인해서 우울해지는 마음을 잊어버리자는 것입니다. 취미에 집중하고 있을 때 암 환자들의 얼굴에는 활력이 생기고 행복이 떠오릅니다.

암 환자들이 가지면 좋은 취미 생활로는 노래 부르기, 음악 감상하기, 운동하기, 스포츠 댄스 추기, 그림 그리기, 미술 작품 감상하기, 독서하기, 일기 쓰기, 글쓰기(시나 수필), 수집하기, 반려동물 키우기, 화초 가꾸기, 공예품 만들기 등이 있습니다. 자신에게 잘 맞을 것 같은, 혹은 좋아하는 취미 생활을 찾아보길 바랍니다.

한 가지 팁을 더 드리자면 동적인 일을 하다가 암이 발생했다면 정적인 취미 생활을 갖는 것이 좋고, 정적인 일을 하다가 암에 걸렸다면 동적인 취미 생활을 갖는 것이 도움이 됩니다.

좋은 취미 생활

노래 부르기	스포츠 댄스	그림 그리기	독서	수집, 화초 가꾸기, 공예품 만들기
• 음악- 리듬감 • 음악 감상	• 음악 + 에어로빅 • 경쾌한 몸동작 • 부부가 함께하면 좋음	• 명화 보고 따라 그리기 (모작을 통해 취미 갖기) • 그림 감상 • 감정 이입	• 책 읽기 • 노트 활용 • 일기 쓰기	• 건전한 취미 활동

다만 주의할 점이 있습니다. 지나친 취미 생활은 중독이라는 부작용에 노출될 수 있다는 사실입니다. 치료를 목적

으로 하여 취미가 도움이 되어야지, 취미에 모든 것을 쏟아 부어 부작용이 나타나면 안 됩니다. 자는 시간도, 쉬는 시간도 없이 취미에 집중하여 피곤이 쌓이면 오히려 좋지 않습니다.

내기 골프나 도박, 고스톱, 과다한 수집 등 몸을 피곤하게 하는 취미 생활은 별로 좋지 않습니다. 이렇게 중독성이 있는 것은 피해야 합니다. 밝고, 건전하고, 생동감 있고, 행복하고, 가족이 함께할 수 있고, 부부가 대화를 많이 할 수 있는 취미 생활이 좋습니다. 고작 취미 생활이라고 생각할지도 모르나, 그 안에서도 균형과 조화가 필요합니다.

환자 중에는 항암제 치료가 너무 힘들어 시간을 빨리 보내기 위해 취미를 갖는 경우도 있습니다. 항암 주사를 맞는 2~3시간 동안 좋아하는 음악을 듣는 것도 좋습니다. 혹시 그림을 그리는 취미가 있다면 항암 주사를 맞는 시간에 무얼 그릴지 구상해 보세요. 마음속으로 여러 가지 스케치를 하면서 시간을 보내면 훨씬 빨리 갈 것입니다.

가족과 함께 취미 즐기기

암 환자가 취미 거리를 찾을 때, 가족이 함께 동참하면 좋습니다. 취미 활동을 통해 대화하고 격려하고 칭찬하며 환자를 살필 수 있기 때문입니다. 같이 취미 생활을 하면서 환자의 컨디션을 살필 수도 있어 일거양득이지요. 함께 호호하하 웃고 즐기다 보면 암에 대한 스트레스도 낮추고 가족 간의 애정도 다지는 좋은 시간이 될 것입니다.

보호자는 환자가 하고자 하고 좋아하는 취미 생활에 맞추어 줄 필요가 있습니다. 함께 재미있게 놀아주거나, 야외에 함께 스케치 하러 가거나, 함께 노래를 부르거나, 함께 미술관에 가서 작품에 관해 대화하면서 시간을 보낼 수 있는 것입니다.

요즘 시대는 가족과 대화하는 시간이 평균 1분 30초라는 이야기가 있습니다. 가족이라도 함께하는 시간이 극히 적기 때문에 함께 시간을 보낸다면 그것만큼 좋은 것은 없습니다.

함께 취미 생활하고, 함께 기도하고, 함께 예배 드리고,

함께 운동하고, 함께 산책하고, 함께 여행하세요. 특히 자녀들과 함께하십시오. 자녀에게 전하고 싶은 말이 있다면 이럴 때 하면 좋습니다. 고맙다고 이야기하며 가족 간의 사랑을 나누는 시간을 만들면 이보다 좋은 취미는 없을 것입니다.

함께할 때 가장 중요한 지점은 가족이 함께하면 할수록 행복한 구조를 만드는 것입니다. 떠난 후 여한이 남지 않도록 많은 추억을 만들길 바랍니다. 빈자리에 대한 안타까움은 있더라도 아쉬움은 남지 않도록 하세요. 그래서 365일의 추억으로 5년, 10년, 그 이후로도 오랜 시간 동안 남은 가족이 그 빈자리를 견뎌낼 수 있도록 하십시오.

지금 이 책을 보는 독자들은 자리를 털고 일어나길 바랍니다. 가족과 함께 나가세요. 가족과 함께 시간을 보내세요. 당신의 빈자리가 크지 않도록 가족과 아름다운 추억을 많이 만들어 놓길 바랍니다.

비싼 취미보다 즐거운 취미를 찾아야 한다

돈이 많이 든다고 해서 좋은 취미는 아닙니다. 명화를 좋아한다고 해서 값비싼 명화를 모두 수집할 수 없는 것과 똑같습니다. 자신이 그 명화를 즐길 수 있는 게 제일 중요한 지점입니다. 값비싼 명화를 수집하지 못한다고 해서 행복하지 않으면 그림 감상이 무슨 소용이 있을까요.

그런 것보다 차라리 직접 그림을 그려서 걸어놓는 게 훨씬 좋은 취미 생활일 수 있습니다. 자신의 작품을 액자에 넣어서 집에 걸어 둔다면 그 그림을 그렸을 때의 자신을 기억하고 볼 때마다 메시지를 받을 수 있습니다. 힘들 때 힘내라고 이야기하고, 이겨 낼 수 있다고 이야기하면서 마음을 다잡아 갈 수 있습니다.

만약의 경우 암 환자가 더 이상 함께 있지 못할 때 남은 가족들이 그림을 보며 먼저 떠난 가족을 추억하고 삶의 용기를 가질 수도 있을 것입니다.

제 기억에 남는 어떤 환자는 손으로 무언가를 만드는 것이 취미였습니다. 직접 만든 물건들을 나누기도 하고 저에게도 기도할 때 사용할 수 있도록 손에 끼우는 십자가를 만들어 주기도 했습니다. 아직도 저는 기도할 때 잘 이용하고 있습니다.

또 어떤 환자는 노래 교실에서 노래를 따라 부르고 즐기면서 본인이 암이라는 사실을 잊어버리고 즐겁게 생활하기도 합니다. 여행을 다녀온 후 사진을 정리하면서 좋은 사진을 나누거나 수집하는 취미가 있는 사람들도 있습니다. 예전에는 우표나 동전을 많이 수집했었지요. 지금도 본인이 좋아하는 물건을 수집하는 환자들이 있습니다. 취미를 넘어 전문가 경지로 올라간 사람들도 있지요.

이런 취미들은 돈이 많이 들지 않지만, 정말 훌륭하고 좋은 취미라고 할 수 있을 겁니다. 여러 활동을 다양하게 시도해 보는 것은 좋지만 어떤 것이 나의 완치와 재발 방지에 더 도움을 줄 것인지 잘 생각해 보고 행복할 수 있는 취미 활동을 고르는 것이 좋습니다.

새로운 취미 생활에 도전하기

암 환자들에게 취미 활동으로 기분을 전환하고 몰두할 거리를 찾기를 권하지만, 지금까지 도전해 보지 못했던 것에 도전해 보는 것도 중요한 의미가 있습니다.

예를 들어 큰 계기가 있는 게 아니라면 도전해 보지 않았을 것 같은 스포츠 댄스 등 춤추기에 도전하는 일이 있습니다. 아니면 평소 배우고 싶었던 다양한 악기를 배우는 것입니다. 바이올린, 비올라, 첼로, 피아노, 기타, 드럼, 북, 장구, 징, 탬버린, 플루트, 오보에, 클라리넷, 색소폰, 바순… 악기 배우기 하나만 하더라도 이렇게 선택지가 많습니다.

노래 부르기를 선택했다면 혼자 조용히 불러보는 게 아니라 가족이 돌아가면서 노래방에 함께 간다든가, 앱을 이용해서 요즘 유행하는 트로트 노래를 불러 본다든가 하는 것입니다. 성가나 찬송가 등을 따라 부르는 것도 좋습니다.

그림을 잘 알지 못하더라도 그림을 그려 보면서 내 마음을 비춰보고, 감정을 이입해 보고, 색칠해 보는 것이 도움됩니다. 직접 그림을 그리는 것도 좋고, 만약 그게 어렵다면 사진을 찍어서 자신만의 영상을 만들어 봐도 좋습니다.

이제껏 운동을 전혀 하지 않았다면 하고 싶은 운동에 도전해 보는 것도 좋습니다. 수영을 못한다면 수영을 배워보고, 자전거를 못 탄다면 가족이 함께 자전거를 타고 한강을 달리는 걸 목표해 보거나, 등산을 해 본 적 없다면 계획을 세워 가까운 산에 가 보길 바랍니다. 하지만 위험한 암벽타기, 빙벽타기, 히말라야 정복 등 과도한 도전은 추천하지 않습니다. 위험하기도 하고 '나는 이것밖에 안 되나.' 하는 생각이 들게 할 수 있기 때문입니다.

환경을 바꾸어 스트레스를 줄이는 방법도 있습니다. 예를 들어 가구의 위치를 바꾼다거나, 작은 가구를 목공예로 직접 만들어 보거나, 직접 인테리어를 하는 등 집의 환경을 바꾸는 것도 스트레스를 낮추는 한 방법입니다.

요리도 좋은 취미입니다. 가족이나 주위 사람들, 주치의에게 직접 만든 음식을 선물하거나, 집에 초대해서 대화를 나누는 것도 좋습니다. 제 환자 중에도 새로운 요리를 배웠다며 음식을 만들어 가져 오는 분들이 가끔 있습니다.

낚시와 같은 정적인 취미도 좋습니다. 하지만 너무 오랫동안 같은 자세로 있는 것은 피하십시오.

반려동물, 반려식물 키우기도 도전해 볼 만한 취미 생활입니다. 반려견, 반려묘뿐만 아니라 거북이, 금붕어, 새 등

요즘은 여러 가지 동물을 키우는 사람들이 많습니다. 하지만 이때도 환자보다 먼저 죽거나 아플 때는 환자에게 또 다른 충격일 수 있으니 주의해야 합니다.

행복한 취미 생활은 심신을 치유한다

앞에서 이야기한 여러 가지 취미 활동을 하다 보면 때로는 마음이 쫓기거나 스트레스를 받을 수 있습니다. 하지만 취미 활동을 통해서 마음의 여유를 갖고 쉼을 갖는 것이야말로 암 재발을 막는 올바른 취미 생활이라고 할 수 있습니다.

어떤 취미를 선택할지는 크게 상관없으나 평상시 해보고 싶었던 것으로 선택하고, 행복하고 여유 있는 삶으로 많은 추억을 만들어 나가는 걸 목표로 하길 바랍니다. 취미를 즐기는 것이 재미있어야 몸도 마음도 풍성해지고 행복해집니다. 좋은 취미를 찾기가 쉽지는 않지만, 의욕적으로 좋은 취미를 찾아보길 바랍니다.

운동, 독서, 그림 그리기, 그림 감상, 악기 연주, 노래 부르기, 수집, 여행, 글쓰기, 시 낭송, 시작詩作 등 자신에게 좋은 취미를 고민해 보면서 꾸준하게 할 수 있는 것을 선택하길 바랍니다. 가족이나 지인과 함께하는 것이 더 좋습니다.

재미있게, 꾸준히, 활력이 넘치게 할 수 있어야 한다는

건, 암으로 인해 우울한 감정을 일시적으로나마 잊기 위해서
입니다. 자신에게 알맞은 취미 생활을 통해 암 때문에 자신
도 모르게 생겨나는 우울한 마음과 낙심을 떨쳐버리고 작은
행복을 찾아가길 바랍니다.

3
재발을 막는 육체적 치료

1장

의학적 치료

검사 결과에서 자유로워져야 한다

암 환자가 수술, 항암화학 요법, 방사선 치료를 하면 꼭 따라오는 것이 일반혈액 검사, 간 기능 검사, 종양표지자 검사, X-ray, CT, PET-CT, MRI, 초음파 검사 등의 각종 검사입니다. 추적 검사는 꼭 해야만 합니다. 그렇지만 간혹 당연히 괜찮을 거라 생각해서, 혹은 검사를 받는 게 두려워 검사하지 않는 환자들이 있습니다. 이런 선택은 재발을 사전에 막는 데 전혀 도움되지 않겠지요.

암 환자들은 보통 2~3개월, 6개월, 1년에 한 번씩 검사를 하게 됩니다. 하지만 사람에 따라 검사 자체가 큰 스트레스가 되기도 합니다. 이런 사람들은 대개 검사 며칠 전부터 초긴장 상태에 들어갑니다. 환자가 말하지 않아서 보호자들은 잘 모를 수 있으므로 검사일이 다가오면 보호자가 먼저 환자를 면밀하게 살펴보아야 합니다.

검사 전 일주일 전쯤에 보면 환자는 혼자서 골똘히 생각하는 경우가 많습니다. 전이되었으면 어쩌나 근심하는 것입니다. 의사도 이러한 환자의 마음을 잘 이해하고, 될 수 있으면 검사를 줄이거나 꼭 필요한 처방만을 내야 합니다.

하지만 환자도 검사는 단지 검사일 뿐이라고 생각할 필요가 있습니다. 검사는 결코 치료가 아닙니다. 검사는 치료를 위한 계획을 세우고, 참고가 되는 자료를 수집하여 지난번 검사와 비교하기 위한 것입니다. 한마디로 검사는 치료 과정에 도움을 주는 도구일 뿐입니다.

"피할 수 없으면 즐겨라!"라는 말이 있습니다. 캔서 프리, 즉 '암이 완치되었다'는 반가운 이야기를 듣게 될 때까지 검사는 주기적으로 계속될 것입니다. 그러니 검사를 앞두고 스트레스받지 말고 차라리 즐기십시오. 언제나 가벼운 마음으로 검사에 임하는 훈련과 태도가 필요합니다.

결과에 일희일비하게 되면 검사 때마다 힘들 수 있습니다. 예를 들어 검사를 받기 전 '혹시 문제는 없을까?' 'PET-CT, MRI에서 뭔가 보이고 종양이 생기면 큰일인데….' '림프절 크기가 커졌으면 어떻게 하지?' '개수가 늘어난 건 아닐까?' '다른 장기로 전이되지 않아야 하는데….' '통증이 있었는데 혹시….'와 같이 걱정을 하고 있다가, 검사 결과를 들을 때 혹시라도 의사가 "뭔가 보이는데…." "림프절의 크기가 커진 것 같습니다."라고 말하게 된다면 그때부터 불안과 우울한 마음이 계속되기 때문에 생활 전체를 힘들게 할 수 있습니다.

반대로 어떤 검사에서 뭔가 보이지 않는다든가, 개수가 줄었다든가, 크기가 줄었다든가 하는 이야기를 들으면 그 일주일은 참 기분이 좋습니다. 하지만 이렇게 좋은 이야기를 듣는다 해도 일주일쯤 지나면 곧 잊혀지고 맙니다.

조직 검사로 확증되기 전까지는 CT나 MRI를 찍는다 하더라도, 그것은 그림자 음영에 불과한 것입니다. CT나 MRI를 찍을 때는 기술적인 이유로 똑같은 사이즈가 조금 더 커 보이기도 하고 작게 보이기도 합니다. 만약 40 이하가 정상인 간 수치 검사에서 41이 나왔다면 이건 정상일까요, 비정상일까요? 분명 40을 벗어났기 때문에 간 수치가 올랐다고 말할 수는 있습니다. 하지만 이 정도의 미세한 차이라면, 다음번 검사 때 계속 증가하는지 아닌지를 유의하여 살펴야 하는 정도이므로 담당 주치의와 보호자만 알고 있는 것이 더 좋을 때도 있는 겁니다.

검사 결과와 환자의 몸 상태가 얼마든지 같지 않을 수도 있습니다. 종양 사이즈가 커지는데도 불구하고 종양 표지자 검사는 낮게 나올 수 있고, 더러는 정상으로 나올 수도 있습니다. 반대로 종양의 사이즈가 작아지는데도 불구하고 종양 표지자 검사와 종양 수치가 증가되는 추세로 나올 수도 있습니다.

대장암의 표지자로 CEA라는 종양 표지자를 참고하는

데, CEA가 양성 질환과 같은 상태에서는 증가되어 나오기도 합니다. 여성이라든지, 임신 중이라든지, 간염이라든지, 궤양성 질환이라든지, 담배를 피우는 흡연자 등에서는 증가할 수 있습니다. 즉 데이터가 늘 환자의 몸의 정확한 상태를 반영해 주지는 않습니다.

데이터상의 수치는 그다지 의미가 없을 수 있습니다. 실제와는 언제나 갭이 존재합니다. 백혈구 수치 같은 경우, 거듭된 항암 치료를 받았다면 제대로 힘을 발휘할 수 없는 백혈구들로 수치만 채워지기도 하기 때문입니다. 백혈구의 개수가 몇 개인지 수치만 계산하지, 백혈구의 질에 대해서는 염두에 두지 않는 것입니다. 촉과 감이 수치보다 더 정확할 때가 있습니다.

그러므로 안 좋은 결과가 나왔다고 투병 의지를 더 높이고, 좋은 결과가 나왔다고 투병 의지를 느슨하게 하는 것은 좋지 않습니다. 검사 수치와 관계없이 투병 의지는 변함없어야 합니다. 검사 결과를 들었을 때도 절대 스트레스받지 마십시오. 이 힘든 마음이 스트레스가 되고 재발을 더 재촉할 수 있습니다.

암 치료는 수치와의 싸움이 아닙니다. 수치에 너무 연연하게 되면 자신의 마음만 지치게 됩니다. 수치가 곧 그 암 환자의 정확한 상황인 건 아니며, 암 투병은 수치를 교정하는 것이 아니라 몸을 교정하는 것입니다. 하지만 그럼에도 검사 스트레스가 심하면 혼자 걱정하지 말고 주치의와 꼭 상의하길 바랍니다. 너무 부담된다면 당장 검사하지 않고 2~3개월 뒤에 하는 것도 하나의 방법입니다.

저는 한 환자당 적어도 30분씩 면담을 하면서, 그동안 환자의 생활이며 상태가 어떠했을지 생생하게 재구성해 봅니다. 매일 보는 환자 본인이나 보호자는 잘 모를 수도 있지만, 1~2주 간격이나 한 달 간격으로 만나는 저는 사소함의 차이가 만드는 변화를 감지할 수밖에 없습니다.

암 치료의 계획을 닥터 왓슨 같은 인공지능 프로그램AI 이 하는 병원도 있습니다. 닥터 왓슨에게 막대한 양의 빅 데이터가 있긴 하지만 인간에 대한 촉이 있는지는 의문입니다. 게다가 환자가 이 치료를 이길지, 지금 이기고 있는 중인지에 대한 감이 중요한데 이러한 부분까지 계산할 수 있을까요? 이기고 있다면 괜찮지만, 지고 있다면 지금 하는 치료 자체에 대해서 다시 한번 생각해 봐야 합니다. 빅 데이터가 아니라 환자와 의사 사이의 신뢰와 교감이 암 재발을 막아 가는 중요한 요소 중 하나이기 때문입니다.

환자든 의사든 인간이기 때문에 자꾸만 과거를 잊고 욕심을 부립니다. 환자 중에는 열심히 면역 치료를 해서 밀물처럼 밀려왔다, 암이라는 바위에 부딪치고 다시 썰물처럼 밀려갔다, 다시 밀려오기를 되풀이하는 경우가 있습니다. 항암제 치료를 통해 밀려와서 바위를 한두 번 때린다고 바위가 없어질까요? 그보다는 바위가 있든 말든 잔잔함을 유지하는 환자들이 현명하지 않을까요? 잔잔하고 평온한 마음에서 치료가 시작되고 또 극대화됩니다.

만약 재발했다면 환자나 보호자가 보다 현명하게 대처할 필요가 있습니다. 의사가 예상하지 못했던 재발이라고 하더라도 모두가 힘을 합쳐 최선을 다하면 얼마든지 시행착오를 줄일 수 있습니다. 그 노력이 고스란히 환자의 예후에 큰 도움이 될 것입니다.

검사라는 것은 과거의 어떤 시점에 내 몸에 일어난 현상에 불과합니다. 확증되지 않을 때까지는 불안한 마음을 극대화할 필요가 전혀 없는 것입니다. 그러니 검사라는 과거에 자꾸 집착하지 말고, 미래를 향해 나아가는 마음을 갖길 바랍니다.

수치는 해석하기 나름이다

암 환자가 투병할 때 가장 큰 힘이 되는 것은 무엇일까요? 저는 "나는 예외다! 나는 예외적으로 살 수 있다! 나는 꼭 좋은 결과를 얻을 것이다!" 이렇게 생각하고 행동하는 것이라고 봅니다. 암 투병의 결과 100명 중 99명에서 재발된다 하더라도, 내가 잘 이겨 내고 극복한다면 나는 1%에 속하는 '암을 잘 이긴 사람'이 되는 것입니다. 다른 암 환자가 다 죽는다 하더라도 나는 결단코 살아난다는 강력한 믿음이 절망의 수렁에 빠진 암 환자들을 건져 올릴 때가 많습니다.

사실 의학이 통계학이긴 하지만, 흔히 말하는 '몇 년 생존율'을 환자 모두에게 일괄적으로 적용하기는 무의미할 수 있습니다. 실제로 암은 환자 자신이 보호자의 도움을 받아 얼마만큼 노력하느냐에 따라 달라지겠지만 동시에 생명의 문제이므로 어느 정도는 하늘이 도와주셔야 살 수 있는 병입니다.

30년간 많은 암 환자에게 수술, 방사선 치료, 항암 치료, 면역 치료를 하면서 돌보아 왔는데, 같은 병기의 위암 환자라고 해도 모든 암 환자가 똑같은 경과를 보이지 않는다는 사실을 발견하게 되었습니다. 사람마다 모두 암이 발생한 부위가 다르고 세포 유형이 다릅니다.

예를 들어 같은 위암이라고 해도 소만에 있느냐, 대만에 있느냐, 식도 부위에 있느냐, 위 체부에 있느냐, 위 저부에 있느냐, 십이지장 가까이에 있느냐 등에 따라 다릅니다. 또한 세포 타입에 따라, 종양의 사이즈에 따라, 위 5개 층(점막층, 점막하, 근육층, 장막층, 장막하) 중 어느 층에 있느냐에 따라서도 다르게 되지요. 어느 부위까지 침투했는지, 모양, 크기, 림프절의 개수 등에 따라서도 모두 다릅니다. 얼마나 경우의 수가 많은가요.

그동안 수많은 위암 수술을 해보았지만 똑같은 위암은 한 번도 만나보지 못했습니다. 암은 1기부터 4기로 나누어 1기는 초기, 4기는 말기라고 표현하는데 이것은 의학적인 접근이지 예후를 예측하는 것은 아닙니다. 무조건 1기는 오래 살고 4기는 빨리 죽는 것이 아닙니다.

우리 인생처럼 의학도 해석학입니다. 해석하기 나름입니다. 재발을 방지하고자 한다면 '나는 예외이다'라는 사실을 명심하고 가슴 깊이 새기기를 바랍니다. 내 마음이 이 질병을 어떻게 받아들이느냐에 따라서 예후도 달라지는 것입니다.

미국 NBC 방송 인기 프로그램인 「아메리카 갓 탤런트」에서 골든 버저golden buzzer를 울린 제인이라는 출연자가 있었습니다. 제인은 폐, 간, 척수에 암 진단을 받은 상태라고 밝히며, 자신의 생존 확률은 2%이지만 2%는 결코 0이 아니며 이 수치가 얼마나 놀라운 것인지 사람들이 알았으면 좋겠다고 말했습니다.

인체는 회복되고 좋아지는 방향으로 나아가고 있고, 애쓰고 있습니다. 그런데도 걱정하고 근심하고 불안해하면, 인체가 선순환으로 가려는 방향과 다르게 됩니다. "몇 기의 5년 생존율이 몇 퍼센트이고, 몇 기냐에 따라 몇 년을 더 살 수 있다" 이런 사실들은 중요하지 않습니다. 이런 지표들은 자신의 암을 표현하는 표현 수단으로만 생각하면 됩니다.

항암제 치료 맹신하지 않기

항암제 치료는 분명 암을 치료하는 방법 중 하나입니다. 그렇지만 항암제 치료만 맹신해서 환자가 죽을 지경에 이르도록 계속하는 것은 잘못된 방법입니다. 항암제 치료는 무척 힘들기 때문에 환자의 체력과 기력이 따라주는지, 면역력이 유지되어 가는지를 면밀하게 살피는 것이 중요합니다. 즉 환자의 삶의 질과 수명 연장에 저해가 되지 않는지 잘 살펴야 한다는 말입니다.

저는 암 환자들이 항암제 치료로 너무 힘들어 탈진하거나, 심지어는 항암제 치료 중에 돌아가시는 경우도 많이 보았습니다. 안타까운 일이 아닐 수 없습니다. 완치되었다는 진단을 듣고 싶은 것이 모든 암 환자의 바람입니다. 오래오래 행복하게 살고 싶어 항암제 치료를 했는데, 그때문에 돌아가셨다는 것은 어느 정도 잘못된 선택이라는 증거가 아닐까요?

물론 항암제 치료가 힘들기 때문에 환자가 어느 정도 견뎌야 하는 것은 사실입니다. 그렇지만 그 견딤으로 인해 죽음이 문턱까지 왔다면 중단하는 게 맞습니다. 그때 우리가 세심하게 따져봐야 하는 것은 검사 수치일 수도 있지만, 무엇보다 환자 자신이 느끼는 체력과 컨디션입니다. 환자가 자신의 몸을 누구보다 더 잘 압니다.

환자 입장에서는 "이 치료를 받다가 죽을 것 같아." "너무 힘들어서 아무 생각이 없어." "내가 죽었으면 죽었지 이 치료를 더 받을 자신이 없어." 이런 생각까지 든다면 항암제 치료를 빨리 멈춰야 합니다. 이와 같은 이상 신호를 무시하게 되면 고스란히 피해를 보는 사람은 환자 자신입니다.

면역을 다 떨어뜨려 놓은 상태에서 예전처럼 회복시키기란, 떨어지기 전에 증가시키는 것보다 몇 배 더 어렵고 힘이 듭니다. 또한 A군의 항암제가 듣지 않으면 B군으로 바꾸고, B군에 내성이 생겨서 잘 듣지 않으면 C군의 항암제로 바꾸는 등 항암제 돌려막기가 능사는 아닙니다. 항암제를 무분별하게 사용하면 체력도 면역도 다 떨어지는 것은 분명한 사실입니다. 항암제 치료는 건강한 세포도 타격을 받아서 사멸되기 때문입니다.

이때 항암제와 더불어 면역 치료를 함께한다면 항암제의 부작용을 어느 정도 더 잘 견딜 수 있습니다. 면역력을 증강시키는 주사제를 함께 맞는 것은 지혜로운 선택입니다. 이런 식으로 면역 치료를 병행한 덕에 삶의 질이 보장되고 수명이 연장되는 환자를 많이 보았습니다.

또한, 항암제에 잘 듣는 암이 따로 있습니다. 혈액암, 즉 백혈병이나 악성 림프종과 같은 암들은 항암제가 잘 듣습니다. 할 수만 있다면 이런 암들은 기력과 체력을 잘 유지하면서 항암 치료를 견디면 좋은 결과를 얻을 수 있을 겁니다.

항암제는 크게 3세대로 나눕니다. 항암제 1세대는 마치 공습하듯이 세포를 공격합니다. 2세대는 미사일 쏘듯이 타깃을 정해서 공격하지요. 3세대는 면역항암제로, 부작용을 줄였지만 그래도 부작용이 나타날 수 있습니다.

항암제는 대부분 서양 사람들의 키와 체중, 즉 체표면적을 기준으로 투여합니다. 그래서 왜소하고 약한 사람들에게는 지나칠 수도 있습니다. 요즘 젊은 사람들은 성장이 잘되어 있지만, 연세가 있는 환자에게는 과하게 처방될 수 있다는 것을 무시하지 말아야 합니다.

항암제에 잘 견디는 사람들이 있는가 하면, 잘 이겨 낼 것 같은데 예상외로 못 견디는 사람도 있습니다. 의사 입장에서는 힘들겠지만, 환자가 잘 이겨 낼 수 있을 정도의 적정한 용량을 찾는 것도 실력입니다. 환자가 지치면 길게 항암 치료하는 자체도 쉽지 않기 때문입니다.

가장 좋은 의사는 대화할 수 있는 의사다

환자는 의사를 잘 만나야 합니다. 암이라는 진단을 받았을 때 환자는 내 몸을 누구에게 맡기는 게 좋을까 무척 고민합니다. 만약 수술이 가능하다면 실수하지 않고 합병증이나 후유증 없이 수술받기 위해 가능한 한 수술 경험이 많고 재수술하지 않는 의사를 만나려고 합니다. 약물 치료 또한 그 분야에서 최고로 경험이 많은 의사를 만나서 치료받고자 하지요.

그럼 어떻게 해야 좋은 의사를 만날 수 있을까요? 대부분은 가족이나 주위 친척의 모든 인맥을 총동원하여 적합한 의사를 찾으려고 합니다. 하지만 좋은 의사를 수소문해서 찾았다고 하더라도 환자에게 권위적이고 잘 맞지 않으면 암 투병 내내 그 의사를 만나러 가는 것이 힘들고 부담스러울 수 있습니다.

제 환자 중에는 간경화에서 간암이 된 52세 환자가 있었습니다. 저를 찾아오기 전에도 수많은 의사를 만났던 것 같습니다. 수소문으로 이곳저곳에서 의사를 만나보고 온 사람은 지금까지 힘든 과정을 겪었기 때문에 의사에 대한 다소의 불신이 있습니다. 그래서 이번 의사만큼은 마지막 희망이 되어 주었으면 하고 찾아오는 경우가 많습니다.

대부분 대학병원 외래에서의 교수들은 하루에도 수십 명의 환자를 진료해야 하기 때문에 한 사람에게 할애할 시간이 극히 적습니다. 아니, 거의 없습니다. 그래서 "2~3시간 기다려서 2~3분 진료한다"는 말이 있을 정도이지요.

저는 환자에게 힘들고 어려운 상황이 발생하면 어느 때라도 전화하라고 개인 번호를 알려 주기도 합니다. 개인 번호를 알려 준 수많은 암 환자 가운데, 여태껏 허투루 전화한 환자는 아무도 없었습니다. 새벽의 위급한 상황 가운데에서 의사의 적절한 조언은 환자를 큰 위기에서 구할 수도 있습니다. 또 그 환자의 위급한 상황과 통증은 의사에게 있어서도 그 환자를 치료하는 데 도움이 될 수 있습니다.

그럼 좋은 의사란 과연 어떤 의사일까요? 첫째, 의사들이 인정할 만큼 실력이나 전문성이 겸비되어야 합니다. 둘째, 자기 분야에 대해 최선을 다하여 계속 공부하고 환자를 잘 챙기는 의사입니다. 셋째, 환자의 눈높이에 맞게 성심성의껏 잘 설명해 주는 친절한 의사입니다. 넷째, 환자를 내 몸과 자신의 가족처럼 잘 섬기는 마음이 따뜻한 의사가 좋은 의사입니다. 다섯째, 환자의 회복을 위해 진심으로 기도해 주는 겸손한 의사입니다.

의사가 좋은 의사가 되어 준다면, 환자도 좋은 환자가 되어 주어야 하겠지요? 훌륭한 환자란 어떤 환자일까요? 첫째, 의사의 말을 귀담아듣고 잘 실천하는 환자입니다. 둘째, 의사를 위로하고 격려하는 환자입니다. 셋째, 환자도 의사도 암이라는 질병을 통해 인간적인 만남을 하는 관계라는 걸 기억하는 환자입니다. 넷째, 서로에게 힘이 되고 기억할 때마다 기쁨을 줄 수 있는 관계라면 참 이상적입니다.

환자는 의사의 충고와 진위를 제대로 파악하여 자신의 몸에 적용할 때 손해를 보지 않아야 합니다. 환자마다 성격이 다르듯이 의사도 저마다 성격과 인성이 다를 수 있다는 점을 충분히 고려하는 것이 좋습니다. 즉 지나치게 꼼꼼한 의사가 있는가 하면, 사소한 일은 별로 신경 쓸 것이 아니라면서 환자를 배려하는 의사도 있게 마련입니다. 이때 환자는 의사의 스타일을 고려해서 바른 판단을 내리고, 이해가 안 되면 충분히 묻고, 무슨 의미인지 확인하는 것이 중요합니다. 그러려면 충분히 주거니 받거니 대화가 되어야 하겠지요.

완벽한 수술 후에도 재발할 수 있지만

환자가 재발했을 때 의료진은 어떻게 환자를 대해야 할까요? 암을 치료할 때 재발을 완벽하게 방지한다는 것은 쉽지 않습니다. 하지만 할 수만 있다면 재발이 되지 않도록 환자와 보호자, 의료진 모두가 최선을 다할 필요는 있습니다. 그러나 그렇게 잘 치료한다고 해도 재발이 되는 경우가 있습니다. 완전히 막을 수 있는 길은 없다고 해도 과언은 아닙니다. 하지만 이때 환자와 의사가 꼭 알아야 할 것이 있습니다.

첫째, 재발을 했다고 해서 무조건 결과가 나쁠 것이라는 생각을 버리십시오. 다시 암이라고 들었을 때도 "그래, 이겨 보자고!" 하며 다짐했던 첫 마음을 가지는 것입니다. 재발했다고 해서 '이제 어렵겠구나. 올 것이 왔구나.' 생각하며 포기하면 안 됩니다. 이겨 낼 수 있다는 믿음을 가지고 암 환자 자신과 보호자, 그리고 의료진이 서로 격려해야 합니다.

둘째, 어디에서 문제가 생겼는지 환자나 의사나 보호자가 다시 한번 살펴보아야 합니다. 식사 습관, 수면, 운동, 마

암 치유의 길

음의 자세 등 지금까지 치료했던 의무 기록과 영상, 수술 기록지 등을 가지고 내 가족처럼 조언해 주어야 합니다. 수술이 문제였는지, 수술이 문제였다면 림프절에서 시작되었는지, 문합 부위인지, 원격 전이인지, 병기가 초기라서 항암화학 요법을 하지 않은 건 아닌지, 방사선 치료를 하지 않았는지, 너무 축소하여 저침습적으로 치료하진 않았는지 확인할 필요가 있습니다.

이때 환자도 자신을 돌아보고 무엇이 부족했는가를 살피고 조언을 잘 귀담아들어야 합니다. '하늘이 무너져도 솟아날 구멍이 있다'라는 속담이 있듯이 재발해도 낫고 회복되는 길은 있다는 긍정적인 생각을 갖도록 서로 격려하며 이겨 내야 합니다.

수술의 경우 암 치료에 가장 좋은 치료 방법이기는 해도, 결코 만능은 아니라는 걸 인지하고 있어야 합니다. 수술에는 크게 두 종류가 있습니다. 근치적 절제술radical operation과 고식적 절제술palljative operation입니다.

먼저 근치적 절제술은 근치적 종양과 주위의 림프절을 완벽하게 제거한 것입니다. 고식적 절제술은 암이 있는 상황이라 할지라도 여러 이유로(식사를 방해하거나 식사후 음식물 이동에 장애가 있을 때) 우회해서 장애가 없도록 하는 수술입니다. 만약 원발 암 병소를 제거하지 못하고 위공

장문합술gastrojejunostomy, 결장조루술colostomy, 공장조루술jejunostomy 등을 할 때는 고식적 절제술이라고 해도 수술은 더 완벽하게 시행할 필요가 있습니다. 수술 후에 전이가 더 잘 될 수도 있기 때문입니다.

수술 전에는 CT, PET-CT, MRI, 초음파 등 모든 진단 도구를 이용해서 전이 여부를 가리고 수술의 범위 확인하게 됩니다. 하지만 아무리 정밀한 진단 도구라 할지라도 암의 사이즈가 0.001~0.1cm 등으로 작은 상황이라면, 이런 검사에서 나타나지 않을 수 있습니다. 그렇게 되면 수술만으로 모든 것을 다 제거할 수는 없겠지요. 암은 유전자 레벨의 질환이기 때문에 미세한 종양을 충분히 해결할 수 없는 것이 사실입니다. 그래서 수술 전에 의심이 된 곳에서 수술 후 6개월~1년 지나 재발한 것처럼 보일 수 있는 것입니다.

수술을 한다는 것은 보이는 암세포와 림프절만을 제거한다는 뜻입니다. 보이지 않으면 암으로 의심되는 조직을 제거하고, 응급으로 해부 병리과에 보내 동결 조직 검사를 하기도 합니다. 병리과에서 암세포가 없다고 하면 수술하는 의사도 암이 완벽하게 제거되었다고 생각할 수밖에 없습니다.

근치적 절제술을 한다 하여도 보이지 않는 림프절을 다 절제할 수 없다면 고식적 절제술에 가까울 수 있습니다. 그래서 수술 후에도 잔존하고 있을지 모르는 암 조직을 예상

하여 항암제나 방사선 치료를 하여 없애고자 하는 것입니다.

인간은 완벽할 수 없습니다. 신이 아닙니다. 실수도 할 수 있지요. 의사도 사람이기 때문입니다. 사람이 하는 수술은 100% 완전할 수 없으며, 얼마든지 재발할 수 있다는 생각을 하고 있어야 합니다.

환자와 보호자가 병원 생활을 잘하기 위해서는 몇 가지 요령이 필요합니다. 보호자는 환자가 낙담하거나 걱정할 말을 듣지 않게끔 의사와 미리 상의해 두어야 합니다. 만약 재발하게 되면 간혹 환자와 보호자는 병원을 바꾸거나 주치의를 바꾸고 싶어 하는 경향이 있는데, 의사와 환자 사이에 신뢰가 구축되지 않으면 환자를 제대로 치료하기가 힘든 상황이 될 수 있습니다. 그러므로 환자와 보호자는 주치의를 믿고 신뢰하고 따르는 것이 좋습니다. 환자의 예후와 밀접한 관계가 있기 때문입니다.

만약 병원을 꼭 바꾸어야 한다면, 이미 환자-보호자와 의사 간에 불신이 생겨 그 틈을 극복하지 못할 때입니다. 이런 상황이 아니라면 병원을 바꾸지 않기를 권합니다. 다른 병원을 가면 처음부터 모든 검사를 다시 하느라 환자가 지치고 힘들어질 수 있기 때문입니다. 지금까지의 모든 의료 정보와 검사 영상 자료들은 지금 치료하는 병원에 제일 많이 축적되어 있기에 신중하게 결정해야 합니다.

암을 치료할 때 필요한 5가지 원칙

재발 이후에 치료의 원칙을 세우는 것은 환자의 삶의 질과 투병 의지에 중요한 요소가 됩니다. 목표가 보이고 정해진 길을 따라가면 가는 길이 쉬울 수 있습니다. 막연한 원칙을 세우고 간다면 오히려 좌충우돌할 수 있습니다.

원칙을 세우는 치료는 크게 다섯 가지로 나눌 수 있습니다.

첫째, 환자는 절대 귀가 얇아지면 안 됩니다. 암 환자에게 좋은 정보는 암 환자 누구에게나 적용할 수 있는 신뢰할 만한 정보입니다. 좋은 정보라는 것은 믿을 만한가를 넘어서 검증이 되어 있는 것이어야 하지요. 환자들끼리 무엇이 좋다든가, 무엇을 먹고 다 나았다든가, 무엇이 특효약이라든가 하는 정보에 대해서는 조급한 마음으로 무조건 받아들이지 말고 다소 둔감할 필요가 있습니다.

둘째, 검사 결과에 따라서 일희일비하지 말아야 합니다. 앞에서도 말했듯이 검사는 검사일 뿐입니다.

셋째, 최대한 시행착오를 줄이고 설정한 목표를 향해

하루하루 최선을 다해 걸어가는 겁니다.

넷째, 의사는 환자를 신뢰하고 최선을 다해 환자를 치료하며, 환자는 의사를 전적으로 신뢰하고 따르는 것입니다. 다시 말해 의사는 환자 및 보호자를 신뢰하고, 환자와 보호자는 의사를 신뢰해야 합니다. 서로서로 신뢰해야 좋은 치료의 결과를 가져올 수 있습니다.

다섯째, 치료 효과를 너무 기대하여 환자가 견디지 못하는 무리한 치료를 하지 않아야 합니다. 수술을 잘할 것이라는 의사의 교만함과 오래 살고 싶어 하는 환자의 조급한 욕심이 만나게 되면 화를 부를 수 있습니다. 고귀한 생명 앞에 환자도 보호자도 의료진도 언제나 겸손할 필요가 있습니다.

이 다섯 가지를 지키며 한 걸음 한 걸음 나아가면 '하늘은 스스로 돕는 자를 돕는다'는 말처럼 암을 이기며 밝은 미래로 나아갈 수 있을 것입니다.

순간의 과욕이 화를 부를 수도 있다

　보통의 건강한 사람은 어떤 질병을 치료할 때 시행착오를 겪어도 회복력의 폭이 넉넉하여 빨리 회복되지만, 상대적으로 암 환자는 그렇지 못할 수 있습니다. 치명적이고 위중한 실수를 하지 않는 것이 환자의 삶의 질을 높이고, 수명을 연장하고, 건강을 회복시키는 데 더 도움이 됩니다.

　그러므로 암 환자에게 아직 연구 중에 있거나 확실하게 검증이 끝난 것이 아닌 처방은 삼가야 합니다. 하면 좋다는 의견과 해서는 안 된다는 의견이 비등한 논란의 치료법이나 약제도 사용해서는 안 됩니다. 최신 약제라 하더라도 FDA 승인이 떨어지지 않았거나 논문조차 없다면 시도하지 않는 게 환자에게 도움이 될 수 있습니다.

　과한 항암제 치료는 오히려 환자에게 독이 될 수도 있습니다. 지금까지 검증되어 온, 기존의 표준 치료를 사용한다 하여도 사람에 따라서는 충분한 치료일 수 있습니다. 너무 빨리 효과를 보고 싶어 하거나 단번에 나을 수 있는 치료를 기대하는 마음과 태도를 버려야 합니다.

의사도 환자도 보호자도 선택의 순간에 과욕을 부리면 오히려 화를 부를 수 있습니다. 우리가 최선을 다해야 하긴 하지만 결과는 하늘이 내리는 선물입니다. 세밀한 선택과 결정이 암 환자에게 이상적인 예후와 결과를 가져오게 됩니다. 조금 더 사려 깊게 생각하고 보다 적절한 치료를 선택해서 환자를 돌봐야 합니다.

　'내 가족이라면…' 하는 전제하에 신중하게 결정을 내리고 처방하고 치료해야 합니다. 과욕을 부려 잘못된 선택을 했을 경우 이것이 불러온 큰 대가를 치르기에는 암 환자들이 너무 약하고 약하기 때문입니다.

2장

면역 치료

면역력과 암은 시소관계에 있다

암과 면역력은 밀접한 상호관계가 있습니다. 인체에 면역력이 충분하다면 하루에도 5,000~ 10,000개 이상 생길 수 있는 암세포를 무력화할 수 있습니다. 즉 NK세포, T세포, B세포 등이 충분히 작동되고 있다면 암은 걱정할 필요가 없습니다.

면역력이 떨어지면 암이 발현할 수 있습니다. 암과 면역력은 함께 시소를 타고 있다고 생각하면 이해하기 쉽습니다. 면역력이 떨어져 위험 수위에 이르면 암이 발현합니다. 그렇지만 면역력이 증가해 있으면 암은 위험 수위 위로 결코 올라오지 못합니다. 암과 면역력은 서로 상대적인 관계에 놓여 있기 때문이지요. 그렇기에 생활 습관을 통해서 평소에 면역력을 높여 놓는 것이 암 재발을 막는 데 중요한 요소입니다.

암 환자가 수술한 후 항암제 치료와 방사선 치료를 받았다면 그 환자의 면역력은 상당 부분 떨어져 있다 해도 과언이 아닙니다. 이럴 때 면역증강제 주사를 맞으면 항암제를 견디는 데 많은 도움이 될 수 있습니다. 또한 식이 요법, 생활 요법, 정신 요법, 운동 요법, 웃음 치료, 울음 치료, 예술 치료, 휴식과 수면 요법, 구제와 봉사, 신앙 등을 통해 총체적이고 통합적으로 전신 면역을 높이는 것이 중요합니다.

우리 인체는 훌륭한 방어체계를 이미 가지고 있습니다. 이것이 바로 면역immunity입니다. 면역의 어원은 라틴어의 '면제'라는 뜻을 가진 이무니스immunis에서 유래했습니다. 면역이란 인체의 건강을 유지해 주는 다양한 방어 체계라고 할 수 있습니다. 감염에 저항하고, 상처를 아물게 하며, 몸의 균형과 조화를 이루어 인체의 건강함을 유지합니다. 즉 면역은 인체 건강의 기초입니다.

이런 방어체계를 가지고 있는데도 불구하고 왜 암에 걸릴까요? 암은 과하게 증식하는 암의 확장을 면역력이 제대로 막지 못하고 조절하지 못한 결과입니다. 우리 몸의 면역계는 자율신경계에 의해서 다스려집니다. 이 자율신경계는 우리 몸속 세포의 기능을 조절합니다. 즉 백혈구 안에 있는 림프구, 대식세포, 과립구 비율이 우리 몸의 상황에 따라서 적절하게 조절되고 있는 것입니다.

신진대사 과정에서 세포 내에 활성 산소라고 불리는 산화물질이 배출되는데, 이것이 과도하게 만들어지면 세포를 파괴하는 상황까지 이르게 됩니다. 이런 세포들을 적절하게 조절하는 것이 바로 자율신경계입니다. 그런데 면역세포의 비율이 적절한 비율로 유지되지 않을 때 부작용이 생기는 것입니다.

자율신경계는 교감신경과 부교감신경으로 이루어져 있습니다. 교감신경은 활동이나 흥분에 관여하는 에너지를 소비할 때 작용하는 것이고, 부교감신경은 잠을 잘 때나 쉴 때 담당하는 신경계입니다. 간단히 말하면 교감신경은 우리 몸을 활동적으로 만드는 것이고, 부교감신경은 우리 몸의 스트레스와 긴장을 풀려고 하는 신경계입니다.

이러한 교감신경과 부교감신경의 조화는 세포 면역과 아주 밀접한 관계가 있습니다. 교감신경이 우세하면 과립구가 증가하고, 부교감신경이 우세하면 림프구가 증가하게 되는 것입니다. 우리 인체는 규칙적인 생활을 하고 적절한 운동을 하면 과립구가 생기고, 맛있는 음식을 먹거나 충분히 휴식을 취하고 잠을 잔다면 림프구가 증가하여 면역력을 높이게 됩니다.

영양 불균형, 운동 부족, 불규칙한 생활 습관, 과로, 걱정과 고민 같은 스트레스 하에 과도하게 놓이게 되면 자율신경계의 균형이 깨지게 됩니다. 결국 암 발현의 빌미를 제공하게 되는 것입니다. 즉 이와 같은 상황이 지속되면 면역력이 떨어져서 우리 몸에 암과 같은 상황을 초래하게 되는 것입니다.

미국 하버드 대학교의 존 레이티John J. Ratey는 운동은 뇌를 위한 중요한 식품이라고 표현했습니다. 즉 규칙적인 운동을 하면 뇌를 활성화시켜서 집중력, 주의력을 높이고 기분을 좋게 해준다는 겁니다.

화를 내거나 감정을 억누르면 교감신경이 항상 긴장 상태에 있게 됩니다. 이렇게 되면 혈액순환이 원활하지 않고, 소화 흡수가 잘되지 않고, 장 활동이 떨어지고, 심지어 잠도 잘 오지 않아 피로가 누적되고 이는 심장에 부담이 가게 합니다. 이런 스트레스 상황이 되면 면역력이 떨어지고 결국 암이 발생하게 되는 환경이 만들어지는 것입니다.

암의 발생을 막고, 또 치료 후의 재발을 막으려면 평소 생활 습관을 잘 관리하여 암이 기승을 부릴 수 없는 상황을 만들어 두는 지혜가 필요합니다.

높은 면역력이 항암 부작용을 줄인다

면역력이 증가해 있으면 어느 정도의 항암 부작용이 생겨도 잘 이겨 낼 수 있습니다. 면역력이 떨어져서 암에 걸렸는데, 이런 상황에서 항암제 치료, 방사선 치료를 하게 되면 환자의 면역은 당연히 더 떨어지게 됩니다. 이때 면역력이 증가해 있으면 부작용을 최대한 줄이게 되는 겁니다.

항암제 치료와 방사선 치료를 하면 종양 세포에도 타격이 되지만 건강한 세포도 손상을 입게 됩니다. 이럴 때 면역이 충분히 활성화되어 있으면 항암제와 방사선 치료에 의해서 손상받은 세포가 빨리 회복하는 데 큰 도움을 줍니다. 저는 암이 재발해 다시 항암제 치료를 받는 환자들에게 면역 치료를 같이하도록 권합니다. 면역 치료를 병행하여 항암제를 잘 견디고 삶의 질이 좋아진 환자들을 많이 보았습니다.

저희 병원 증례로 쓰게 된 논문 「기도와 면역요법을 통한 암 대체요법 치료의 현황 및 효과 분석」에 의하면 경과관찰을 할 수 있었던 57명의 환자 중에서 기도와 면역 치료를 통해서 좋아졌던 환자들이 무려 87.9%나 되었습니다. 치료를 받은 암 환자 570여 명 중 진료 기간이 2개월 이상이며, 림프구 활성 검사 측정을 2회 이상 시행한 환자 57명을 대상으로 하였습니다. 이 연구로 기도와 면역 치료가 궁극적으로 암 환자들의 평균수명을 연장하는 효과가 있다는 것을 입증하게 되었습니다. 참 놀라운 결과라고 생각합니다. 이처럼 우리의 인체 면역력이 좋으면 항암제를 잘 이겨 낼 수 있습니다.

힘들고 어려운 항암 치료나 방사선 치료를 할 때 면역 치료를 꼭 병행하여 잘 이겨 내길 바랍니다. 이런 방법으로 치료하면 암 환자의 수명이나 삶의 질을 증가시킬 수 있어 더욱 좋습니다. 아무리 힘들고 어려운 상황에 있더라도 돌아보면 언제나 지혜롭게 이기는 길은 열려 있습니다. 항암 스트레스를 잘 극복하셔서 꼭 회복하길 기원합니다.

5년 생존율을 넘어 평생 관리하라

의학계에서는 암의 5년 생존율을 통해서 완치라는 표현을 사용합니다. 그러나 수만 명의 암 환자를 만나 치료해온 30년 동안 7년 만에, 9년 만에, 12년 만에, 심지어 17년이나 19년 만에 암이 재발한 경우를 너무도 많이 보았습니다. 5년 이상 생존하면 완치라는 표현이 무색할 정도였습니다.

언제일지는 모르지만, 우리 삶을 변화시키지 않으면 암은 결국 재발할 수 있습니다. 암 재발을 방지하기 위해서는 끊임없이 생활 습관과 몸 전반을 관리할 필요가 있습니다. 꾸준히 면역력을 증가시켜서 몸의 컨디션을 잘 유지해 주는 것이 제일 좋은 치료이자 예방입니다. 5년이 지나 완치 판정을 받았다 하더라도 평생 관리하는 것이 현명합니다.

5년이 지났다고 "난 이제 암 치료가 끝났어!"라고 했던 환자 중에 불행했던 몇몇 환자가 기억납니다. 그 중 한 사람은 간암이 폐로 전이된 말기 암 환자였습니다. 그 당시에 "대학병원에서 간 이식 외에는 별다른 방법이 없다고 합니다."라고 했던 환자였습니다. 그 환자에게는 간 이식이 최후의 보루였지요. 하지만 수소문 끝에 저를 찾아와서 면역 치료와 생활 습관을 바꾸는 치료를 받았습니다. 3년이 되지 않았을 때 간 이식을 하지 않고도 간에서 암이 없어지는 놀라운 일이 생겼습니다.

하지만 막 5년이 지나는 즈음, 대학병원의 주치의가 이제 5년이 지났으므로 치료할 필요가 없다고 하자 치료를 중단했습니다. 저는 계속해서 치료해야 한다고 권유하며 몇 번이나 전화했지만, 결국 자신이 다 나았다고 맹신한 나머지 저희 병원의 치료를 중단한 것입니다. 결국 CT에서 보이지 않았던 암이 커지게 되었고, 암이 재발해 6개월 만에 유명을 달리하게 되었습니다. 참 안타까운 일이 아닐 수 없습니다.

암에 걸렸던 사람이 5년 이상 재발없이 지낸다면 무엇보다 감사하고 기쁘고 행복한 일입니다. 하지만 그 행복에 취해서 암이 다 나았다고 치료의 중단을 선언하게 되면 자신도 모르는 연약한 부위에 또다시 암이 똬리를 틀 수 있습니다. 이렇게 재발하게 되면 지금까지의 모든 치료와 수고는 단번에 수포가 되고 마는 것입니다.

5년 생존은 종착 라인이 아닙니다. 어쩌면 5년부터가 더 중요합니다. 환자는 5년 전보다 나이가 들었기 때문에 당연히 그만큼 떨어진 면역력을 추슬러야 합니다. 이렇게 진중하게 치료하고 대비한다면 미래의 5년을 향해 나아가는 우

암 치유의 길

리를 재발의 공포로부터 구하게 될 것입니다.

　더 겸손한 마음을 가지고, 내 몸에 언제든지 암이 다시 깃들 수 있다고 생각해야 합니다. 당장 5년간 암이 재발하지 않은 것보다 내 몸의 면역력을 증가시키고 잘 유지해서 10년, 15년 그 이상을 생존하는 것이 더 중요하다는 사실을 아는 것이 암을 대하는 지혜일 수 있습니다.

암은 사연으로 작동하는 병이다

저는 오래전부터 "암은 스트레스에 의한 심인성 질환입니다." "암은 마음의 병입니다." "암을 치료함에 있어서 심신의학적 측면을 간과해서는 안 됩니다." "암은 사연으로 작동하는 병입니다."라고 한결같이 이야기해 왔습니다.

'심정신면역학'이나 '심정신종양학'은 어려운 단어이나 결코 어려운 이야기가 아닙니다. 우리 몸이 스트레스를 받으면 면역이 떨어지고 종양의 발생을 야기한다는 이론입니다. 제가 이 용어를 사용하던 초창기만 하더라도 많은 의사가 이런 용어를 잘 몰랐고, 잘 받아들이지도 않고, 사용하지도 않았습니다만 지금은 아주 보편적으로 사용하는 단어가 되었습니다.

쉽게 설명해 보겠습니다. 우리의 마음에 분노가 치밀었을 때 그것이 해결되지 않고 남아있다면 계속해서 그 분노의 지배를 받습니다. 그러면 계속해서 기분이 나쁘게 되고, 기분이 나쁘면 다른 생각을 하지 못하게 되고, 다른 생각을 하지 못하면 전신의 대사가 어그러지게 됩니다. 이렇게 되면 내분비계통의 호르몬 불균형이 초래되고, 소화효소가 제대로 분비되지 않아 소화가 잘되지 않고, 소화가 잘되지 않으니 음식을 먹어도 효율적인 에너지 흐름이 일어나지 못하고, 우리 몸의 미량원소나 기초대사의 균형이 깨지게 되는 겁니다. 이는 면역 저하를 불러오고 암이 생기게 합니다. 모든 것에는 연결 고리가 있습니다.

간단하게 정리하면 다음과 같습니다.

스트레스를 받으면…

> 림프구 감소: 면역력 감소–암 증가
> 과립구 증가: 활성산소 증가–암 증가, 조직 파괴
> 혈류량 감소: 세포 내 산소 및 영양 공급 감소–노폐물 증가
> 체내 순환 감소: 배설 분비량 감소

삼성병원 매거진에 이런 글이 실린 적이 있습니다. 요약하자면, 요즘에는 대학 병원에서도 암의 진단부터 완치 이후까지 암 환자의 정신건강관리를 위해 '정신종양클리닉'이라는 과를 만들어 운영하는 병원이 있다는 겁니다. 암의 진단과 치료 과정에는 신체적인 고통뿐 아니라 심리적, 사회적인 고통이 동반된다는 것을 인정한 것이지요. 심정신면역학, 심정신종양학과 비슷한 생각으로, 처음 암을 진단받았을 때의 심한 충격과 두려움, 그리고 치료 과정과 완치 판정을

받은 이후에도 시달릴 수 있는 극심한 스트레스, 피로, 불안, 분노, 우울, 불면 등의 다양한 전신적 증상을 치유하는 암 치유 센터의 일환입니다.

우리의 마음이 평온하고 은혜로움, 감사, 기쁨으로 가득 차는 상태가 지속된다면 우리 몸의 균형과 조화도 지속적으로 이루어집니다. 이는 면역력을 증강시키고 어떤 암이 발생한다 해도 그것을 물리칠 수 있는 면역세포, NK세포, T세포, B세포가 활성화되도록 할 것입니다. 결국은 마음의 평화를 유지하는 길이 암이 우리의 몸을 지배하지 못하는 길입니다.

노화로부터 면역력을 지키는 방법

현대 의학에서는 여러 관점에서 노화를 이야기합니다. 해부생리학자들은 노화를 장기 기능의 상실로 보기도 합니다. 어떤 생리학자들은 수분의 고갈이라고도 합니다. 어릴 때는 전체 체중의 90%가 수분으로 구성되는데, 나이가 들면서 60~70%로 떨어지게 된다고 합니다. 또 안과의는 근시에서 원시가 되어 눈이 침침해지는 것을 노화라고 합니다.

뇌과학자(신경과, 신경외)는 깜빡깜빡 잊는다든지 인지 능력이 떨어지고 치매가 오는 것을 노화라고 합니다. 정형외과의는 관절과 근육의 운동 제한을, 성형외과와 피부과의는 주름이 생기는 현상을, 산부인과의는 월경이 그치고 아이를 가질 수 없는 폐경 상태를 노화와 연관을 지어 표현합니다.

내과적으로는 소화 기능이 떨어지고 소화 효소 부족이 생기는 것이고, 통증의학적으로는 딱히 아픈 곳이 없는데 통증이 생기는 현상을 일컫지요. 효소학에서는 효소의 부족, 비뇨기과에서는 소변 줄기가 가늘어지고 전립선비대나 과민성 방광처럼 소변을 참지 못하는 급박뇨가 오는 증상을 말합니다.

당연히 면역학적 관점에서는 면역력이 떨어지는 상태를 노화라고 표현할 수 있겠지요. 즉 인체 생리 기능의 저하로 인해 나이가 들면 당연히 면역력이 떨어지는 것입니다. 그래서 환자가 늙게 되면 재발을 방지하기 위해서 무조건 면역력을 올리는 선택을 하는 것이 지혜롭습니다. 한마디로 제가 계속 강조해 왔던 5기를 강화하는 것입니다.

나이가 들면 자신의 힘을 맹신해서는 안 됩니다. 60대 남자가 착각하는 것 중 하나는 자신이 아직도 20~30대의 체력을 가지고 있다고 생각하는 것입니다. 특히 고령 환자는 혼자서 운동하는 것, 혼자서 산책하는 것, 혼자서 등산하는 것은 삼가야 합니다.

자주 목욕하고 몸을 따뜻하게 해서 순환을 돕고 겨울에는 내복을 입어서 1도 정도 체온을 높이는 것이 좋습니다. 체온이 1도 증가하면 면역력은 30% 증가하기 때문입니다. 금연과 금주를 하고, 할 수 있다면 체력이 허용하는 범주 내에서 적당한 성생활도 가지는 것이 좋습니다. 취미 생활은 건전하게 중독되지 않도록 하는 것이 좋습니다.

고령의 환자일 수록 면역력 증강에 더 힘을 쓰는 것이 암 재발을 방지하는 기본 중의 기본이라고 할 수 있습니다.

제일 좋은 면역 치료는 삶을 바꾸는 것이다

제가 지금까지 많은 암 환자들을 암에서 자유로워질 수 있도록 도운 10가지 기본적인 치료가 있습니다. 이 모든 것은 기본적으로 면역력을 증가시켜서 몸을 건강하게 유지하는 원리와 원칙에 입각한 치료입니다.

10가지 암 치료법

1	의학적 치료 (수술, 약물, 방사선 요법)	6	운동 요법
2	식이, 영양 요법	7	경건 요법(신앙)
3	면역 요법	8	구제, 봉사 요법
4	정신심신 요법	9	여행, 휴식 요법
5	생활 요법(웃음, 눈물 요법)	10	예술 요법

이 치료법 중에서도 면역력 증가를 위해서 사용하는 약제들(티모신 알파-1, 미슬토 등)이 있습니다. 하지만 이것을 사용하는 것이 면역 치료라고 착각하는 의사들이 있습니다. 이렇게 근시안적인 생각은 너무나도 위험하고 오히려 환자를

위험에 빠뜨릴 여지가 있습니다.

암을 부분 질환이 아닌 전신 질환으로 보고 통합적으로 치료해야 함에도 마치 면역증강 주사가 환자를 살리는 것처럼 생각합니다. 저는 그렇게 보지 않습니다. 위의 기본적인 10가지를 충실히 할 때 면역 치료도 효과가 있는 것이지, 약제로만 치료하는 것은 면역 치료도 아니고 큰 효과를 보기도 어렵습니다. 즉 10가지 치료를 함께할 때는 상승 작용이 일어나지만 생활 습관을 변화시키지 않고 면역 치료만 하면 치료의 효과를 크게 높일 수 없다는 것입니다.

주사로만 하는 면역 치료도 어느 정도 도움은 되지만, 기본적으로 면역력을 증가하는 생활 습관으로의 변화를 병행하는 치료가 더 중요할 수 있습니다. 멀리 보면서 단번에 고치려는 욕심을 버리고 환자를 치료하면, 그 환자는 더 오래 재발하지 않고 건강을 유지할 수 있을 겁니다.

3장

식이 · 영양 요법

암을 치유하는 행복의 식탁

행복한 가정, 가족이 함께하는 것만큼 암 환자에게 큰 힘이 되는 것도 없습니다. 가족의 변함없는 도움과 관심과 지지는 암 환자의 재발을 막는 데 절대적입니다. 그래서 저는 최초로 '암 가족 치료'를 도입했고 책도 출간했습니다.

암 환자 가족은 예비 암 환자가 될 가능성이 매우 큽니다. 유전자도 비슷하고 생활 환경, 식이, 주거 환경, 스트레스 환경을 많은 부분 공유하고 있기 때문입니다. 유방암 환자의 자매와 자녀들은 3~5배 정도 유방암에 걸릴 확률이 높아집니다. 그렇기에 가족은 암 발생을 막고 재발을 저지하는 데 중요한 사람들입니다.

가족이 함께 웃으면서 식탁에서 대화하며 식사하는 것은 암 환자의 재발을 막는 기본이라고 할 수 있습니다. 식사량이 전과 같지 않으면 "더 드세요." 하며 권하기도 하고, "잘 드시는 걸 보니 내 마음이 행복해요."와 같이 격려를 할 수도 있습니다. 이렇게 식탁에서 칭찬하고 격려하는 것이 암 환자에게 용기와 희망이 됩니다.

많은 현대인이 가족과 분리되어 산다고 합니다. 가족 속에 살아가지만 외로운 섬처럼 혼자 고독하게 살아가기도 합니다. 서로 대화하지도 않고 소통하지도 않기 때문이죠. 하루 대화 시간은 5분을 채 넘기지 못하고, 20~30분 정도 함께 식사하는 식탁의 교제도 짧습니다. 사랑이 가득한 식사는 건강한 식탁이지만, 서로 대화가 되지 않는 식사가 암 환자들에게 얼마나 힘든 시간이겠습니까?

가족의 세밀한 표정, 식탁에서의 미소, 격려와 위로, 이런 모든 것을 함께 느끼게 사랑해 준다면 암 환자들은 용기를 가질 것입니다. 노을이 지는 시간 함께 산책하고 돌아와서 저녁을 한다면 그것만큼 암 재발을 막는 데 좋은 치료는 없을 것입니다.

가족이 함께 식사할 때 암 환자의 건강 상태에 따라 달라질 수도 있겠지만, 저는 최소한 30분 이상 하라고 권합니다. 암 환자들은 식욕과 더불어 소화력도 떨어져 있기 때문에 천천히 꼭꼭 씹어 먹어야 합니다. 신선한 음식을 골고루 잘 섭취해야 합니다. 할 수만 있다면 자연산, 유기농 재료를 사용하는 것이 좋습니다. 가족이 함께 행복한 대화를 나누며 맛있게 식사를 하십시오. 가능한 한 환자는 혼자 식사하지 않도록 하는 게 좋습니다.

식단을 짜되, 너무 강박을 가지고 칼로리를 계산하거나

골치 아픈 레시피로 식사를 준비한다면 보호자가 금세 힘들어지기 때문에 오붓하게 함께 식사하는 것에 더 가치를 두길 바랍니다. 몇 주나, 몇 개월의 투병이 아니라 몇 년 이상 혹은 십수 년에 가까운 마라톤 투병이 될 수도 있기 때문입니다.

가족이 함께하는 식사는 암 환자의 재발을 막는 건강한 미래를 약속할 것입니다. 오늘부터 가족이 모일 수 있는 것을 행복하게 생각하고, 함께 식사하는 것을 기뻐하며 감사하길 바랍니다. 이렇게만 하여도 암 재발을 방지하기 위한 준비를 훌륭하게 마친 것입니다.

지금 먹는 것이 암 환자의 미래가 된다

먹는 음식이 곧 그 사람의 몸이 된다고 해도 과언은 아닙니다. 음식이 몸을 만드는 것입니다. 좋은 음식이 좋은 몸을 만들고, 나쁜 음식의 섭취가 몸을 망가뜨립니다. 이것은 자연의 이치이자 과학입니다.

이를 바꾸어 생각하면 먹는 음식이 그 사람의 미래요, 건강이요, 암의 발생과 재발을 막는 원천일 수 있습니다. 과음, 과식, 술, 담배, 탄 것, 매운 것, 짠 것 등 자극적인 것은 식사 당시에는 입맛을 돋우고 좋을 수 있지만, 암 환자의 식탁에서는 삼가야 합니다. 햄, 소시지, 베이컨과 같은 가공육이나 저장육을 먹지 않는 것도 한 방법입니다. 콩고기 같은 대체육도 좋은 방법일 수 있습니다. 균형 잡힌 식단으로 골고루 식사하되, 과일과 채소를 함께 먹는 것도 좋습니다. 굽거나 튀기지 말고 쪄서 먹는 것이 훨씬 좋습니다.

할 수만 있다면 보호자가 지치지 않는 범위 내에서 소식으로 자주 먹을 수 있도록 식탁을 매끼 다르게 차리면 좋겠지만, 이로 인해 보호자가 힘들어지면 안 됩니다. 식사로

하는 치료는 먹는 태도와 먹는 습관, 그리고 먹을 때의 마음가짐에 달렸습니다. 식사를 준비해 준 가족에게 고마워하세요. 암이 재발하지 않기를, 암이 완전히 낫기를 기원하는 가족의 사랑이 그 속에 담겨있습니다.

어떤 사람은 금식을 통해 암을 굶겨 죽이겠다고도 합니다. 그분들에게 이런 이야기를 하고 싶습니다. "암이 굶어 죽기 전에 환자가 먼저 죽을 수도 있습니다."라고 말이지요. 간혹 고기를 많이 먹으면 암이 커진다고 생각하는 사람들도 있는데, 이것 또한 틀린 생각입니다. 암을 예방하기 위해서는 채식이 도움이 될 수 있습니다. 하지만 암의 재발을 방지하기 위해서는 채식과 육식을 골고루 균형 있게 먹어야 합니다. 동물성 지방을 빼고 살코기를 먹는 것도 한 방법입니다. 면역세포는 모두 단백질을 원료로 만들어지기 때문입니다.

어떤 음식이 맛있다고 해서 편식하거나 과식하는 것도 좋지 않습니다. 아침은 적당하게 먹고, 점심을 적게 먹고, 저녁을 더 적게 먹는 것도 암 재발을 막기 위해 관리하는 환자에게는 적용할 필요가 없습니다. 아침을 많이 못 먹었다면 점심을 많이 먹어도 되고, 점심을 못 먹었다면 저녁에 좀 더 먹어도 됩니다. 적정 체중을 유지하는 범위 내에서 식사하면 됩니다.

다음으로는 무엇을 먹느냐를 넘어서 어떻게 먹느냐가 중요합니다. 우리의 치아는 총 32개입니다. 하늘이 이렇게 만든 것은 감사한 마음으로 적어도 32번 이상 씹으라는 뜻입니다. 스트레스가 지나치면 인슐린(스트레스 호르몬)이 증가해서 음식을 많이 먹게 되는데, 스트레스를 많이 받을 때는 차라리 음식을 먹지 않는 것이 좋습니다. 소화가 되지 않기 때문입니다.

식이 습성을 고치기 위해서는 소화의 원리를 알 필요가 있습니다. 첫째, 크기가 잘게 부서져 작은 알갱이가 되어야 소화가 잘 되는 것은 당연합니다. 둘째, 소화 효소가 음식과 잘 섞여야 합니다. 셋째, 체온을 36.2~36.5℃로 적당하게 유지해야 합니다. 넷째, 수분이 충분히 섞여야 합니다. 다섯째, 스트레스를 받지 말고 행복하게 식사해야 합니다.

위와 장은 제2의 얼굴이라는 말이 있습니다. 우리가 스트레스를 받으면 얼굴에 티가 나듯, 위와 장에도 티가 납니다. 언제나 편안한 마음으로 행복한 식사를 하길 바랍니다. 암과 멀어지고 있는 자신과 만날 것입니다.

암을 이기는 고단백질-저탄수화물-저지방 식사

'콩 심은 데 콩 나고 팥 심은 데 팥 난다' '심은 대로 거 둔다' '먹는 게 환자의 몸이 된다' 이런 이야기는 암 환자 재 발 방지에 적용될 수 있는 명언이라고 할 수 있습니다. 우리 가 먹는 것이 우리 미래의 몸을 결정하는 것입니다. 그렇기 때문에 암 환자는 될 수 있으면 암과 싸울 수 있을 만큼 충 분한 칼로리와 고단백으로 잘 먹어야 합니다.

'천 리 길도 한 걸음부터'라는 말이 있듯이 암 환자의 하루 식사는 천 리 길을 떠나는 환자의 하루 에너지원이 됩 니다. 그 에너지원이 모여 재발을 방지하는 큰 힘이 됩니다. 누구나 피곤할 때 한 끼 식사를 잘하면 힘이 불끈 나는 것을 경험해 보았을 것입니다. 그렇지 못할 때는 기력이 확 떨어 진 경험도 있을 것입니다.

한 끼 식사 정도는 적당히 하자는 생각은 버리길 바랍 니다. 한 끼 식사를 절대 무시하지 마십시오. 특히 기력과 체 력이 떨어진 상태에서의 한 끼 식사는 너무나 중요합니다. 2~3일, 아니 하루만이라도 식사를 잘하면 기운을 차릴 수 있습니다.

환자가 입맛이 없어 식사가 어려우면 캔으로 된 고농축 영양제들도 있습니다. 입맛이 없으면 일주일에 한 번 정도는 외식을 하는 것도 한 방법입니다. 특히 외식은 뷔페에 가는 것이 좋습니다. 많은 음식을 대하다 보면 기억의 잔상에 의해 입맛이 돌아올 수도 있습니다. 여러 종류의 음식을 조금씩만 먹어도 평소보다 더 많은 음식을 먹는 결과를 가져올 수도 있지요.

외식이 좋은 이유는 보호자에게도 음식을 준비하지 않아도 되는 하루 휴가와 쉼이 되기 때문도 있습니다. 외식할 때는 할 수만 있다면 유기농, 건강식으로 신선하게 조리하고 맛깔스럽게 음식을 차려내는 곳으로 고를 필요가 있습니다. 이것은 보호자의 몫입니다.

정리하자면, 할 수만 있다면 식사는 건강식으로 하는 것이 좋다는 것입니다. 여기서 건강식이란 첫째, 자연식입니다. 자연식은 가공육이나 식품 첨가물이 배제된 음식입니다. 둘째, 균형식입니다. 균형식은 탄수화물, 지방, 단백질, 미량원소, 비타민, 물 같은 요소가 균형 있게 포함된 식사입니다. 셋째, 영양식입니다. 영양식은 영양이 골고루 풍부하게 함유된 고칼로리, 고단백질 식이입니다. 넷째, 유기농식입니다. 유기농식은 농약이 거의 첨가되지 않는 식품으로 조리된 음식입니다. 다섯째, 천연식입니다. 천연식은 천연 영양제이자 항산화제인 파이토케미컬phytochemicals이 풍부하게 포함된 음식입니다. 파이토케미컬은 1,000여 종이 넘으며 식품에 따라서 다양하게 분포하고 있습니다. 구조에 따라 다음과 같이 나눌 수 있습니다.

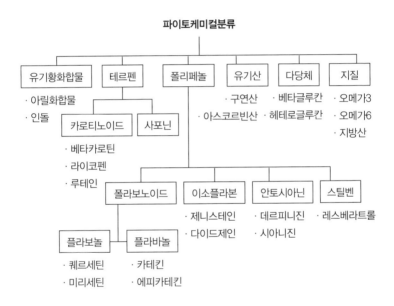

암 치유의 길

파이토케미컬의 분류와 종류와 기능

파이토케미컬 종류	많이 함유된 음식	작용
알리신allicin	마늘, 양파, 부추	항암, 항염, 강력한 항산화제, 콜레스테롤 저하
커큐민curcumin	심황	항암, 항염 작용
카테킨cathechins	녹차	항암
사포닌saponins	인삼, 홍삼	발암 억제
이소플라본isoflavone	콩	에스트로겐 유사 기능
카로티노이드 carotenoids	당근, 토마토, 오렌지색 과일	항산화, 면역 기능 ↑
폴리페놀polyphenolics	베리 종류, 딸기, 크랜베리	항산화, 항염
베타카로틴β-carotene	녹황색 채소, 당근	폐암 예방(베타카로틴을 섭취하지 않으면 폐암 발생률이 현저히 상승함)
베타글루칸β-glucans	각종 버섯, 효모의 세포벽, 곡류	암세포의 혈관 증식 억제
라스베라롤resveratrol	포도, 베리류	암세포의 혈관 증식 억제
설포라판sulforaphane	브로콜리, 십자화과 야채	유방암, 자궁경부암 예방, 암 성장 억제, DNA 손상 억제, 미토콘드리아 기능 보호

또한 고단·저탄·저지 식사를 하는 게 좋습니다. 이 말은 고단백, 저탄수화물, 저지방 음식을 뜻합니다. 식사를 준비할 때 다음 식품 피라미드를 참고하면 도움이 될 것입니다.

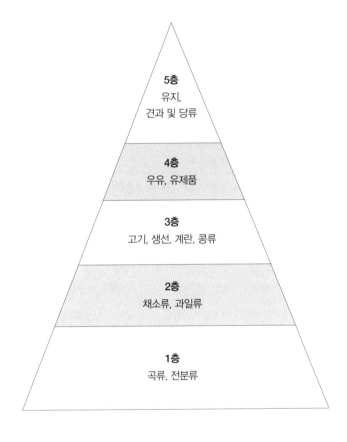

5층
유지,
견과 및 당류

4층
우유, 유제품

3층
고기, 생선, 계란, 콩류

2층
채소류, 과일류

1층
곡류, 전분류

영양소의 균형 다음으로 중요한 부분은, 양에 대한 고민입니다. 다음 피라미드를 참고하여 될 수 있으면 적게 먹으면 좋은 음식부터 많이 먹을수록 좋은 음식, 그리고 매일 실천해야 하는 것은 무엇인지 기억해 보시길 바랍니다.

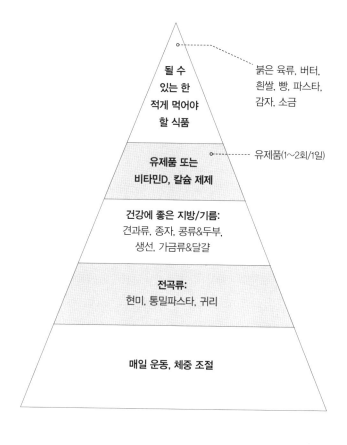

될 수 있는 한 적게 먹어야 할 식품 — 붉은 육류, 버터, 흰쌀, 빵, 파스타, 감자, 소금

유제품 또는 비타민D, 칼슘 제제 — 유제품(1~2회/1일)

건강에 좋은 지방/기름: 견과류, 종자, 콩류&두부, 생선, 가금류&달걀

전곡류: 현미, 통밀파스타, 귀리

매일 운동, 체중 조절

여러 나라의 암 협회가 제시하는 암 예방 지침을 보면 공통으로 균형 잡힌 영양 섭취, 녹황색 채소를 위주로 섭취, 붉은색 육류는 가능한 한 적게 섭취, 자극적인 음식 섭취 제한 등의 내용이 있습니다. 제가 집행이사로 있는 대한암협회처럼 미국에서도 암에 관한 한 미국암협회가 제일 유명한데, 이곳에서 추천하는 암 예방 식생활 규칙을 소개하겠습니다.

미국암협회와 세계암연구재단이 추천하는
암 예방 식생활 규칙

1. 매일 다양한 채소와 과일을 섭취한다.
2. 붉은색 육류는 하루 100mg 이하로 제한한다(닭고기, 오리고기, 소고기, 식물성 단백질 섭취 권장).
3. 동물성 지방 섭취를 제한한다.
4. 불에 탄 음식을 먹지 않는다. 즉 훈제 음식은 섭취를 제한한다.
5. 중금속이 잔류한 오염 음식 섭취를 제한한다.
6. 염분(소금) 섭취를 제한한다.
7. 음주는 가능한 한 억제한다.
8. 조리 시에 지나친 설탕 사용을 제한한다.
9. 다양한 종류의 콩, 견과류, 뿌리채소, 감자, 곡류 등을 섭취한다.

암 치유의 길

10. 실온에 오래 방치된 음식(곰팡이)은 먹지 않는다.

우리나라의 국민 암 예방 수칙으로도 다음 내용이 생활 속 실천사항으로 제시되어 있습니다.

1. 담배를 피우지 말고 남이 피우는 담배 연기도 피하기
2. 채소와 과일을 충분하게 먹고 다채로운 식단으로 균형 잡힌 식사하기
3. 음식을 짜지 않게 먹고 탄 음식을 먹지 않기
4. 술은 하루 두잔 이내로만 마시기
5. 주 5회 이상 하루 30분 이상 땀이 날 정도로 걷거나 운동하기
6. 자신의 체격에 맞는 건강 체중 유지하기
7. 예방접종 지침에 따라 B형 간염 예방접종 받기
8. 성매개 감염병에 걸리지 않도록 안전한 성생활하기
9. 발암성 물질에 노출되지 않도록 작업장에서 안전 보건 수칙 지키기
10. 암 조기 검진 지침에 따라 검진을 빠짐없이 받기

"암, 예방할 수 있다!"는 생각을 갖고 특히 1번부터 4번의 음식 습관을 잘 따라 생활하시면 좋겠습니다.

대한암협회의 암 예방 지침

1. 편식하지 말고 영양분을 골고루 균형 있게 섭취한다.

2. 녹황색 채소를 위주로 한 과일 및 곡물 등 섬유질을 많이 섭취한다.

3. 우유와 된장의 섭취를 권장한다.

4. 비타민 A, C, E를 적당량 섭취한다.

5. 이상적 체중을 유지하기 위하여 과식하지 말고 지방분을 적게 먹는다.

6. 너무 짜고 맵고 뜨거운 음식은 피한다.

7. 불에 직접 태우거나 훈제한 생선이나 고기는 피한다.

8. 곰팡이가 생기거나 부패한 음식은 피한다.

9. 과음하거나 자주 마시지 않는다.

10. 담배를 금한다.

11. 태양광선, 특히 자외선에 과다하게 노출하지 않는다.

12. 땀이 날 정도의 적당한 운동을 하되 과로는 피한다.

13. 스트레스를 피하고 기쁜 마음으로 생활한다.

14. 목욕이나 샤워를 자주 하여 몸을 청결하게 한다.

미국암협회의 암 예방 지침

1. 다양한 종류의 야채, 과일을 하루 5회 이상 섭취한다.

2. 다양한 종류의 곡류, 콩, 견과류, 뿌리, 감자 등을 섭취한다.

3. 조리할 때 설탕을 지나치게 많이 사용하거나 당도가 높은 전분을 피한다.

4. 음주는 가능한 한 억제한다(남자는 하루 2잔, 여자는 하루 1잔 이하 섭취 가능).

5. 붉은색 육류(소고기)는 하루 80g 이하로 제한하며(닭, 생선 권장), 가능한 한 식물성 단백질로 대체한다.

6. 지방산, 특히 동물성 지방산의 섭취를 제한한다.

7. 염분(소금) 섭취를 제한한다.

8. 실온에 오래 방치된 음식은 먹지 않는다.

9. 불에 탄 음식은 삼가며, 직접 불꽃에 닿아서 익힌 고기나 생선 또는 훈제 음식의 섭취를 줄인다.

10. 식품첨가물, 오염 및 잔류 물질이 존재할 가능성이 있는 식품의 섭취를 줄인다.

일본국립암센터의 암 예방 지침

1. 여러 가지 풍부한 식단을 통해 균형 있는 영양을 섭취한다.

2. 한 가지 음식만 먹지 말고 매일 변화 있는 식생활을 한다.

3. 좋아하는 음식이라도 적당히 먹고 지방은 모자란듯 섭취한다.

4. 술은 즐겁게, 그리고 적당히 마신다.

5. 담배는 가급적 끊는다.

6. 비타민과 섬유질이 풍부하게 함유된 녹황색 채소와 같은 식품을 풍부하게 섭취한다.

7. 짜고 맵지 않게 먹으며, 뜨거운 음식은 식혀 먹어 위와 식도를 편안하게 한다.

8. 불에 그슬린 고기는 돌연변이를 일으키는 발암물질이므로 피한다.

9. 곰팡이가 생긴 음식은 절대 금물이다.

10. 태양광선을 직접, 오래 쬐는 것을 피한다.

11. 땀을 흘리는 운동을 한다.

12. 기분은 상쾌하게, 몸은 청결하게 한다.

먹어야 산다

　의지적으로 먹으라는 것은 '먹어야만 한다'는 말입니다. 즉 해도 되고 안 해도 되는 것이 아니라, 반드시 해야만 한다는 의미지요. 인체는 너무나도 정교하고 과학적으로 설계되어 있습니다. 그렇기에 건강한 사람이라면 적당히 먹어도 인체가 감당할 수 있는 능력이 있습니다. 반대로 암 환자는 이 능력이 다소 떨어져 있습니다. 그래서 입맛이나 밥맛으로 먹는 것이 아니라 의지적으로 먹어야 합니다.

　특히 항암화학 요법을 하게 되면 식욕부진, 오심, 구토 등의 증상이 생기는데, 이럴 때는 하루에 6끼 이상 의지적으로 먹는 용기가 필요합니다. 혹 구토가 있어 당장 못 먹는다 해도 걱정하지 말고, 증상이 다소 누그러지면 유동식부터 서서히 시도해 보면 됩니다. 식욕이 없을 때는 틈틈이 음식을 입에 대어 의도적으로 식탐을 일으키는 게 좋습니다. 못 먹는다고 하여 너무 수액에만 의지하는 건 추천하지 않습니다.

　항암제나 방사선 치료로 암 환자의 식욕이 떨어지는 것은 당연한 일입니다. 암 환자는 뇌하수체의 조기 포만 센터에 문제가 생겨 얼마 먹지 않아도 포만감이 생기고 혼란을 초래합니다. 식욕을 돋우는 장면에 이상이 생기기 때문에 입맛이 사라집니다. 또 항암제 치료 때문에 구내염이 생기고, 침이 마르게 되면 식사하기 불편하고, 저자극성 음식에도 구강이 자극받아 식사하는 데 불편함을 느끼게 됩니다. 그리고 조기에 더부룩해집니다.

이럴 때는 예전의 기억을 통해 내가 어떤 음식을 먹었을 때 힘이 났는지 생각해 보고, 그걸 찾아 먹는 것도 현명한 선택입니다. 외출할 때 좋은 레스토랑에 간다 생각하면서 멋있게 차려입고 나가 식사하는 것도 한 가지 방법입니다. 반려견을 키운다면 먹성 좋은 강아지를 보면서 식탐에 대한 의지력을 높일 수도 있습니다.

제 환자 중 한 사람은 이야기할 때 반 옥타브나 한 옥타브를 올려서 의도적으로 밝게 말하고 활기찬 행동을 보이는 때가 많습니다. "선생님 식사하셨어요? 항암제하고 밥맛이 더럽게 없는데 그래도 식사를 다 해냈다니까요!" 이런 식으로 식사에 대해 긍정적으로 말하려 노력합니다. 얼마나 아름다운 자세입니까? 생명 앞에 정직하게 최선을 다하는 사람은 아름다울 수밖에 없습니다.

채식과 육식 사이

암 환자는 먹으면 살고 못 먹으면 죽는다는 건 당연한 이야기입니다. 많은 경우에서 무엇을 먹느냐보다 어떻게 먹느냐가 더 중요하지요.

하지만 암 환자들의 식단을 살펴보면 흔히 구별하지 못하는 것이 있습니다. 바로 암 예방식과 치료식의 개념입니다. 이 둘은 개념 자체가 다른데, 많은 사람이 이 사실을 제대로 알지 못합니다.

암 예방에는 채식이 도움이 될 수 있습니다. 하지만 암 재발 방지를 위해서는 육식과 채식을 골고루 먹어야 합니다. 암이 발생한 이후라면 식습관이 50% 이상 중요하다고 보는 것이 대다수 의견입니다. 그럼 어떤 식단이 암 환자를 위한 건강 식단일까요?

우선 채소와 고기의 비율을 7:3으로 구성해야 합니다. 채소에는 과일, 버섯, 해조류, 견과류를 골고루 포함하면 좋습니다. 가장 엄격하게 채식을 지키는 비건vegan, 우유, 치즈, 버터 등 유제품을 허용하는 락토lacto, 해산물이나 달

갈까지 허용하는 페스코pesco와 같은 채식법이 있습니다만, 사실 채식을 위주로 하되 가끔 육식을 하는 플렉시테리언plexitarian 방식이 좋을 수 있습니다. 그래도 가능하면 동물성은 식물성 고기로 대체하면 좋습니다.

식사 전에 과일을 먼저 먹으면 식욕을 돋을 수 있습니다. 또한 너무 싱겁게 먹으면 식사가 어렵기 때문에 적당한 간을 하여 조리하는 게 좋습니다. 먹는 양에 있어서도 건강한 사람은 과식하는 게 좋지 않지만, 암 환자들은 조금 과식했다는 생각이 들 정도로 먹어야 합니다. 그래도 많이 먹지 못하기 때문입니다.

하루 세끼를 규칙적으로 식사하려고 스트레스받을 필요도 없습니다. 상황에 맞추어 먹을 수 있는 만큼 먹으면 됩니다. 정해진 식사 시간보다 3~4시간이 지난 뒤에 먹는 것도 괜찮습니다. 꼭 몇 시에 먹어야 한다는 생각 때문에 스트레스를 받지 않는 게 더 중요하기 때문입니다.

오곡밥과 오색 과일(녹색, 흰색, 주황색, 빨간색, 자주색)을 먹고, 오감(시각, 청각, 촉각, 후각, 미각)을 충분히 활용해서 먹으면 좋습니다. 식사 때 물을 많이 먹지 말라는 말이 있지만, 물 섭취도 충분히 해도 됩니다. 씹을 때 32번 이상 씹어서 침과 음식이 잘 섞이고 소화가 잘 되도록 먹는 게 중요합니다. 물은 무색, 무취 무맛의 오염되지 않은 깨끗하고 미지근

한 물을 먹도록 합시다.

폐암 환자는 반드시 담배를 끊어야 합니다. 대장암 환자는 보드카, 고량주 같은 도수 높은 술과 고기를 절제해야 합니다. 식도암 환자는 독한 술과 더불어 뜨거운 차도 삼가야 합니다. 홍콩이나 중국 사람들이 아시아 어떤 나라보다도 식도암 환자가 많은 이유는 뜨거운 차를 음용하기 때문입니다.

위암의 경우는 일본과 한국에 많은데, 일일 소금 소비량이 많은 게 그 이유입니다. 염장이나 찌개 같은 음식이 많아 짜게 먹는다는 것입니다. 세계보건기구WHO의 하루 소금 섭취 권장량이 5g 이하인데, 우리나라는 약 12.5g 이상을 먹습니다. 과거 노르웨이는 스칸디나비아나 반도에서 위암 환자가 가장 많은 나라였습니다. 염장된 물고기를 많이 먹었기 때문입니다. 그러나 냉장고 보급 이후 신선한 물고기와 채소를 먹기 시작하며 위암 발생이 확연히 줄어든 현상이 통계상으로도 나타났습니다.

건강식을 한다는 말은 가장 쉽게 말해서 신선하게 먹는다는 것입니다. 새싹채소처럼 파릇파릇한 것을 먹을 때는 먼저 눈으로 먹고, 코로 냄새 맡아 먹고, "당신은 지금 잘하고 있어요. 잘 먹으니 나도 힘이 나요."와 같은 말로 청각도 동원하여 서로 격려하면서 먹는 것이 중요합니다. 새싹이나 미역, 파래처럼 파릇파릇한 색을 보면 신선함이 느껴지지 않습니까? 그런 느낌이 들도록 하는 음식을 먹는 것이 좋습니다.

육식을 꼭 해야겠다면 기름기를 제거하고, 수육처럼 조리하고, 굽거나 태우지 않는 것이 좋습니다. 음식을 태우면 벤조피렌benzopyrene이나 아크릴아마이드acrylamide 같은 물질이 나오는데, 특히 아크릴아마이드는 접착제, 누수방지제 등에 상용되는 화학물질로 신경계통에 영향을 미치고 유전자 변형을 일으키는 발암물질로 분류됩니다. 이 물질은 커피뿐 아니라 감자튀김, 빵처럼 탄수화물 성분이 많은 식재료를 섭씨 120도가 넘는 고온에서 조리하면 쉽게 나타납니다.

아크릴아마이드 섭취를 줄이려면 탄 음식이나 튀긴 음식을 줄이고 금연해야 합니다. 커피 로스팅 과정에서 생기는 아크릴아마이드는 인체에 무해할 만큼 적은 양이어서 걱정하지 않아도 된다는 주장이 있으나, 암 예방과 재발 방지를 위해서는 벤조피렌, 아크릴아마이드가 포함된 음식을 먹는 것을 반드시 삼갈 필요가 있습니다.

이제껏 자세하게 설명한 건강식에 대해 정리하면 다음과 같습니다.

- 5색(녹색, 흰색, 주황색, 빨간색, 자주색: 오륜기 연상)

  과일과 3가지 이상의 채소 먹기

- 편식하지 않고 골고루 먹기. 육식은 닭고기, 오리고기,

  생선 등으로

- 비타민 등 미량원소 골고루 섭취하기. 칼슘(하루 권장량

  500mg), 아연, 셀레늄 등의 권장 섭취량 지키도록

  노력하기

- 술, 담배, 커피를 하지 않기

- 물 충분히 마시기(몇 리터를 마시느냐보다 소변이 탁하지

  않을 정도로)

- 가공식보다는 자연식 하기. 특히 5색 잡곡밥 먹기

- 저자극으로 먹기

- 패스트푸드 먹지 않기. 즉 가공육(햄, 소시지, 베이컨)

  섭취 제한하기

4장

운동 요법

내 몸에 맞는 운동을 하라

암 환자는 운동하는 습관을 들이는 것도 중요합니다. 하지만 그 전에 운동이 무엇인지 잘 살펴볼 필요가 있습니다. 제대로 인식하고 그 필요를 알아야 꾸준히 실천할 수 있습니다.

운동에는 여러 종류가 있습니다. 그러나 암 환자들이 할 수 있는 운동은 다소 제한적입니다. 건강한 사람들이 하는 운동과 암 환자들이 컨디션에 따라서 할 수 있는 운동은 명백히 차이가 있습니다. 암 환자는 몸에 무리가 되지 않는 게 가장 중요합니다. 다음 설명을 잘 읽어보고 꼭 실천하길 바랍니다.

1. 올바르게 걷기

걷기 전후에는 스트레칭이 꼭 필요합니다. 몸에 무리를 주지 않으면서 유연성 있게 하기 위함입니다. 속도보다 지속 시간이 중요함을 잊지 말고 20~30분 정도 걷습니다. 체력에 따라서는 최대 50분까지가 좋습니다. 주 3~4회 가량

2~3km를 걸으세요. 만약 비만일 경우에는 무릎 관절에 무리가 갈 수 있기 때문에 근력 강화와 체중감량 후에 걷기를 해야 합니다.

- 시선은 20~30cm 앞을 주시한다.
- 목, 어깨, 허리가 일직선이 되도록 하고, 턱은 몸쪽으로 가볍게 당긴다.
- 호흡은 코로 깊이 들이쉬고 입으로 길게 내뱉는다.
- 들숨보다 날숨 시간이 2배 길어야 한다.
- 팔꿈치는 자연스럽게 구부리고, 앞뒤로 $15\sim20°$로 흔든다.
- 착지 시 무릎 관절은 $160\sim170°$를 유지한다.
- 양발은 11자가 기본이다.
- 보폭은 (자신의 키 - 100cm)가 적당하다.

2. 기본적인 운동

다음 네 가지 운동은 하루 3번, 3세트 이상 시행합니다. 단, 통증이 있을 경우에는 운동을 중단하고 휴식을 취해야 합니다.

1) 발 운동

· 네 방향(위, 아래, 안쪽, 바깥쪽)으로 5초씩 스트레칭

· 발목 돌려주기

· 골프공이나 테니스공을 발바닥 아치 쪽에 놓고 굴리
  며 심부근육자극

2) 턱 운동

· 두 손가락으로 사용해 턱을 뒤로 쭉 밀기

· 옆에서 봤을 때 이마와 턱이 일직선이 되도록

· 턱을 아래로 당기거나 위로 올리지 않기

· 3~5초간 정지하였다가 천천히 손 떼기

3) 가슴 운동

· 손은 뒤로 깍지 껴 쭉 잡아당기고, 턱은 살짝 아래로
  당긴다. 이때 숨을 크게 들여 마시고 5초간 정지 후
  천천히 내쉰다.

4) 골반 운동

· 골반을 잡고 앞쪽으로 쭉 내밀어 본다(이때 무릎은 펴
  고 배는 내밀지 않는다).

· 중립상태로 왔다가 골반을 잡고 뒤쪽으로 오리 엉덩

이처럼 쭉 내밀어본다

- 다시 중립상태로 왔다가 앞쪽으로 쭉 내민다.
- 골반 운동은 앞에서 시작하여 앞-뒤-앞에서 끝나도록 한다.

암 환자의 운동은 경기력을 지향하는 선수나 스포츠를 즐기는 사람들과도 확실히 다릅니다. 승부욕을 버리는 게 좋고, 점수 내는 게임으로 운동해서는 안 됩니다. 운동을 통해 암 환자가 얻어야 하는 효과는 체력과 기력을 끌어올리고, 피곤하지 않고 상쾌한 기분이 유지되도록 하는 겁니다. 자신에게 알맞은 운동을 선택해 꾸준히 하는 게 좋으며, 걷기나 무리하지 않는 등산, 스트레칭, 장운동, 국민보건체조와 같은 것들을 해야 합니다.

일반인	암 환자
· 건강 증진을 목적으로 생활 습관화가 목표 · 근골격계 질환 예방 및 치료 · 체력이나 경기력 향상을 위하여(운동선수의 경우 우승) · No pain, No problem, No gain · 부상 시 재활의 목적: 일상생활 혹은 선수로의 복귀	· 암을 이겨 낼 체력, 기력 증진이 목표 · 운동 목표는 자신의 능력의 55~70% 정도로 설정 · 암 치료 시 재활의 목적: 일상으로의 복귀 준비

규칙적인 운동은 환자뿐만 아니라 보호자도 미리 함께 해 두면 더욱 좋습니다. 운동의 종류는 크게 유산소 운동, 무산소 운동, 유연성 운동 등이 있는데, 이들의 효과에 대해 간단하게 알아보도록 합시다.

유산소 운동의 경우 심장 기능 향상, 폐 기능 향상, 뇌와 혈관 건강 향상의 효과가 있습니다. 심장의 경우 심근의 수축성을 강화하고, 좌심실의 확장기말 용적을 증가시키며, 1회 심박출량이 증가합니다. 폐의 경우 폐세포 모세혈관의 밀도 및 확산 능력을 증가시키고, 폐 용량(폐활량)을 증가시킵니다. 뇌와 혈관의 경우 동맥 경화를 예방하고, 안정된 혈압 유지를 도우며, 혈액의 성분을 변화시켜 혈중 콜레스테롤이나 지방이 감소하고, 고밀도지단백질HDL 증가, 저밀도지단백질LDL 감소, 헤모글로빈Hgb 농도 증가 등의 효과가 있습니다.

무산소(근력) 운동의 효과로는 첫째, 근육량의 증가가 있습니다. 25세 이후 매년 1%씩 감소한다고 하니 이를 운동을 통해 유지시켜 주는 게 중요합니다. 둘째, 대사량이 증가합니다. 근육 1lb(0.45kg) 증가 시 7~10kcal 증가한다고 합니다. 셋째, 체지방이 감소합니다. 대사량이 증가해야 하는 이유입니다. 넷째, 골밀도가 증가합니다. 다섯째, 신체활동 수행 능력이 향상됩니다. 이는 낙상 발생을 감소시키지요.

여섯째, 민첩성과 평형성이 향상되어 상해 위험이 감소합니다. 일곱째, 위장관 전이 시간을 향상시켜 직장암 발생의 위험을 줄여줍니다. 여덟째, 자세가 좋아져 기분이 전환되고 생명력이 소생합니다. 아홉째, 관절통이 감소해 퇴행성 관절염과 류마티스 관절염의 통증을 완화시킵니다.

유연성 운동의 효과는 크게 다섯 가지 정도가 있습니다. 첫째, 관절통 및 근육통을 예방해 항암에 효과가 있습니다. 둘째, 근력을 향상시키기 때문에 체력 강화에 도움이 됩니다. 셋째, 손상된 근육을 빠르게 회복시킵니다. 넷째, 올바른 몸과 마음, 자세를 유지하는 데 도움이 됩니다. 다섯째, 암에 걸렸을 경우 치유 능력을 향상시킵니다.

운동의 다양한 효과를 알았으니, 이번에는 일상생활 속에서 자연스럽게 운동을 실천하는 게 중요하겠지요. 저는 다음과 같은 방법을 생활 습관화하도록 권유합니다. 꾸준히 실천해서 암을 예방하고, 암 치유의 효과를 높이고, 암 재발을 방지해 보도록 합시다.

- 가까운 곳에 갈 때는 걸어 다니고, 가급적 계단을 이용한다.
- 하루 30~45분 정도 자전거를 타거나 조깅을 한다.
- 웃으면서 땀이 나도록 한다. 심폐 운동력이 증가한다.

- 주에 3~5일 정도 꾸준히 한다(몸의 상태에 따라서 조절 가능).
- 커피를 마시는 시간을 운동 시간으로 바꾼다.
- TV 앞에서 운동을 한다(아령, 고정식 자전거, 러닝머신, 스쿼트 또는 스트레칭).
- 가족과 함께 음악에 맞춰 춤춘다.
- 자동차와 사무실에 언제나 운동화를 준비해 둔다.

꾸준한 운동의 중요성

내 몸에 맞고 흥미를 느끼는 운동을 해야만 싫증을 내지 않고 꾸준히 할 수 있습니다. 내 몸에 맞는 운동인지 알아보는 기준은 신체의 조건도 중요하지만 1) 계속할 수 있는가, 2) 기분 좋게 할 수 있는가, 3) 재미있게 할 수 있는가, 4) 지치거나 싫증 내지 않고 끝까지 할 수 있는가 여부가 중요합니다. 즉 욕심 내지 말고 할 수 있어야 합니다.

운동할 때마다 누구를 위해 하는 운동인지, 무엇을 위해 하는 운동인지 생각해 보아야 합니다. 운동은 과하면 부작용이 나타나고 다칠 수도 있기 때문에 과욕은 금물입니다. 다음의 정보들을 바탕으로 하여 나에게 맞는, 과하지 않은 운동을 할 수 있도록 구성해 봅시다.

1. 나이대별 권장 운동법

	30~40대	50대	60대
몸 상태	· 30대 초반부터 신체적, 생리적 기능 감소 · 한창 일할 나이대라서 운동 시간 부족	신체 기능이 급격히 저하되며 성인병이 나타남	체력, 호흡, 심장 기능 감소, 노화 현상 뚜렷
근력	중량을 이용한 근력 운동 (주 2회, 15~20분씩)	앉았다 일어나기, 가벼운 아령, 팔굽혀펴기 (주 2회, 20분씩)	가벼운 아령, 한 다리 들고 오래 서 있기 (주 2회, 10~15분씩)
심폐 지구력	조깅, 자전거, 계단 오르기, 수영 (주 3일, 30~60분)	속보, 자전거, 등산, 골프, 수영 (주 3~5일, 30~40분씩)	걷기, 속보, 수영, 수중 걷기, 산책 (주 3~5일, 30분씩)
유연성	스트레칭 (주 3회, 10분)	스트레칭 (매일 20분씩)	스트레칭 (매일 20분)
목표 심박수	· 30대: 133~171 · 40대: 126~162	116~149	101~139

2. 운동 목적에 따른 근력 운동 강도

운동 목적	반복 횟수	휴식 시간
근 파워	1~5	3분
지구력, 근력	6~12	1분 30초
근지구력	12회 이상	30초

암 투병은 가족에게도 장기전이다

암의 재발을 방지하기 위한 운동은 가족이 함께하는 것이 가장 좋습니다. 혼자서 하면 오래 할 수도 없고 재미도 없습니다. 그렇지만 가족이 함께 운동하면, 함께 웃고 서로 쳐다보면서 함께 건강해질 수 있는 것입니다. 또한, 암 환자에게 가족은 소중하고 절대적입니다. 보호자도 함께 건강해야만 환자를 오래오래 잘 도울 수 있습니다. 암 투병은 마라톤처럼 장기전이기 때문입니다.

가족은 암이 발생하기 전부터 함께 했었고, 환자의 취향이나 생활 습관, 기호, 라이프 사이클을 가장 잘 알고 있는 사람입니다. 암 환자가 빨리 낫고 싶은 조급한 마음에 서두르거나 과하게 운동하면 침착하게 저지할 수 있는 사람 또한 늘 곁에 있는 가족입니다.

함께 대화하고, 마음을 나누고, 격려하고, 칭찬하고, 손을 잡을 때 환자는 용기도 얻고 힘을 내고 투병 의지가 안정되어 가는 것입니다. 가족이 함께 즐겁게 운동하는 것만큼 좋은 것도 없습니다. 가족이 함께 맨손체조, 국민보건체조,

공원 산책, 걷기, 등산, 줄넘기, 스트레칭, 운동프로그램 따라 하기 등을 하는 것은 암 환자의 운동 관리에 너무나도 중요한 요소입니다.

어떤 사람은 오전에 운동하기를 좋아하고, 어떤 사람은 점심때, 해가 져서 땅거미가 지는 선선한 때 하고 싶어 하는 사람도 있습니다. 사실 할 수만 있다면 언제든 환자가 하자고 할 때 할 수 있도록 마음도 몸도 대기 상태에 있는 것이 좋습니다. 하지만 이렇게 하는 것이 여의치 않으면 환자가 가장 원하는 시간을 정한 후, 그 시간만큼은 가족이 함께 운동한다고 정해 놓으면 좋을 것입니다.

이때 주의해야 할 것은 어떻게 하면 더 빨리 극복할 수 있을까 하는 마음이 앞서면 안 된다는 겁니다. 고강도 운동을 강요하고 유도하는 것은 바람직하지 않습니다. 오히려 암 환자를 쉽게 지치게 하는 좋지 않은 선택입니다.

가장 바람직한 것은 그냥 환자의 넉넉한 울타리가 되어 주는 것입니다. 환자가 행복하고 즐겁게, 그리고 꾸준히 운동할 수 있는 환경을 보호자가 만들어 주는 것입니다. 그러다 보면 환자도 운동을 재미있게 생각하고, 해야겠다는 의지를 갖게 되고, 지속적으로 하는 일이 즐거워질 겁니다. 보호자가 이 정도로만 만들어 주어도 환자에게 운동의 소중함을 자연스럽게 일깨울 수 있습니다.

환자가 힘들어서 주저앉거나, 넘어지거나, 쓰러질 때는 손을 잡고 일으켜 세워주거나 부축하여 안전하게 보호하는 것도 보호자의 몫입니다. 특히 등산하다 보면 내려올 때 다리에 힘이 빠져서 위험할 수 있는데, 이럴 때는 보폭이나 속도를 조절하고 환자의 손이나 팔을 잡아 부축해 자연스러운 스킨십이 일어나도록 보조하는 게 좋습니다. 환자는 보호자가 진심으로 스킨십을 하면 평안하고 안정적인 기분을 느낍니다. 이는 곧 면역력 증가를 불러옵니다.

하지만 환자의 암이 뼈에 전이되었을 경우에는 운동하는 일을 매우 조심해야 합니다. 암세포가 전이된 뼈는 정상적인 뼈보다 골치밀도가 떨어져 있기 때문에 잘 부러집니다. 암 환자가 골절상을 입었을 때는 일반인보다 몇 배나 급속도로 삶의 질이 떨어집니다.

또한 운동을 너무 심하게 하여 신체에 위해를 가하는 근육파열, 인대가 늘어남, 외상을 입게 되는 일은 반드시 피해야 합니다. 운동은 지속적으로 하는 것도 중요하지만 안전하게, 꾸준히, 재미있게, 매일매일 조금씩 하는 것이 더 중요합니다.

국민보건체조는 과학이자 의학이다

우리가 초등학교나 중학교, 고등학교를 다닐 때는 국민보건체조를 많이 했습니다. 국민보건체조는 많은 학자나 운동전문가들이 어떻게 하면 우리의 신체에 있는 모든 근육과 관절과 뼈를 움직이게 해서 건강하게 하는가를 연구해서 만든 소중한 작품입니다. 국민보건체조는 과학이라고 해도 과언이 아니지요. 그래서 이를 하루에 서너 차례 하면 참 좋습니다.

외래에서 환자들에게 "체조를 해보세요." 하면 몇몇 환자들은 "선생님 순서를 적어 주세요."라고 얘기하기도 합니다. 하지만 이 체조에는 순서가 없습니다. 마음이 가고 팔이 가고 생각이 가는 방향대로 하시면 됩니다. 마지막을 숨쉬기 운동으로 마치기만 하면 됩니다.

굳이 순서를 적자면 '숨쉬기 운동 → 다리 운동 → 팔 운동 → 목 운동 → 가슴 운동 → 옆구리 운동 → 등배 운동 → 몸통 운동 → 온몸 운동 → 다리 운동 → 팔다리 운동 → 숨쉬기(숨고르기) 운동' 순서로 하면 됩니다.

다른 운동도 그렇지만 국민보건체조도 가족이 함께하면 더욱 좋습니다. 국민보건체조를 하면서 조금 더 시간을 내어 스트레칭을 함께하면 더 좋습니다. 이 체조를 할 때 특히 불편한 부위가 생긴다면 스트레칭을 해서 풀어주십시오.

사실 '운동'이라고 하면 걷고 뛰는 것만 생각할 때가 많습니다. 하지만 진짜 좋은 운동은 평소에 사용하지 않는 근육을 사용하는 것입니다. 그렇기에 국민보건체조를 할 때 중요한 것은 한 동작 한 동작을 신중하고 정확하게 따라하는 것입니다. 각각의 동작을 정확하게 하다 보면 땀이 나고, 호흡수도 증가하고, 맥박도 빨라지고, 상쾌한 기분이 들 것입니다. 적어도 암 투병을 할 때는 첫 6개월 이상 국민보건체조를 하는 것이 이상적입니다.

사실 암 재발을 예방하기 위해서라면 국민보건체조 이상의 강도로 운동하는 것은 무리입니다. 단시간에 강도를 높여야 하는 크로스핏, 암벽타기, 장시간 등산, 마라톤 등은 삼가고, 가벼운 에어로빅, 스포츠댄스, 수영, 기구를 이용한 간단한 운동 등을 하십시오.

자, 이제 운동할 시간입니다. 자리에서 일어나 보세요. 오늘도 재미나게 운동하는 암 환자의 미래에는 건강이라는 선물이 있을 겁니다.

모든 동물은 아침에 스트레칭을 한다

보통 잠에서 깨어나면 기지개를 켭니다. 별거 아닌 것 같지만, 이 동작이 그날 스트레칭의 시작입니다. 직장에서 근무 중에라도 피곤하면 기지개를 켜서 스트레칭을 합니다. 근육이 경직된 것을 풀어주기 위한 일시적인 근육의 이완입니다.

가끔 강아지나 고양이를 보면 스스로 몸을 쭉쭉 펴는 행동을 합니다. 동물들도 잠에서 깨어나면 누가 가르쳐주지 않아도 본능적으로 스트레칭을 하는 것이지요. 반려동물을 키운다면 그 아이들과 함께 쭉쭉 몸을 펴 보십시오. 기분도 전환되고 몸도 가벼워질 것입니다.

가장 좋은 운동은 평소에 사용하지 않는 근육을 많이 사용하는 것이라고 했습니다. 때로는 무용처럼 온몸을 흐느적거리고 춤이라고 하기에는 부족한 동작이 몸에 더 적당할 때가 있습니다. 또한 벽 밀기, 바닥 밀기, 하늘로 밀기, 몸통을 돌려서 움직이는 동작 등을 수시로 하거나, 끈을 이용하는 운동, 혹은 두 사람이 짝을 이루어서 서로를 의지하면서

하는 스트레칭 운동도 좋습니다.

귀 만지기, 손바닥과 발바닥 만지기, 손 주무르기 등을 통해 몸을 이완하면 기분도 좋아집니다. 환자 혼자서 이런 스트레칭이나 이완 동작을 다 하기는 어렵습니다. 그래서 가족이 환자의 몸을 만져주면서 같이 스트레칭하면 공감력과 안정감, 애정이 커지는 시간이 될 것입니다.

다만 암 환자들은 안마의자 같은 기계를 사용하는 건 조금 조심해야 합니다. 안마의자를 사용하다 보면 습관화될 수 있습니다. 늘 하던 것처럼 계속해야 시원하고 그렇지 않을 때는 계속 피로감을 느낄 수 있기 때문에 가끔 한 번씩 해야 합니다. 또한 본인도 모르는 사이 척추에 전이된 암이 있다면 안마의자를 사용하였을 때 척추가 아예 망가질 수 있습니다. 그래서 암 환자들은 검사 후 뼈에 이상이 없다는 병원의 검사 결과를 확인한 후 사용하는 것이 좋습니다.

실내보다 실외 운동이 좋은 이유

암이 있으면 자신의 모습을 남에게 보이기 싫어서 집에 있으려고 합니다. 그래서 운동도 실내에서 하려는 경우가 많습니다. 실외에서 운동을 하려면 탈모와 여러 가지 증상으로 인한 외형의 변화가 신경 쓰여 모자나 가발 등으로 본인의 몸을 꽁꽁 싸매게 됩니다.

하지만 실외에서 운동하면 햇볕을 쐬고, 활력 넘치는 사람들의 걷는 모습을 보고, 대화하고, 웃는 모습을 통해 생기를 얻고 생명력을 느낄 수 있습니다. 새소리, 바람 소리를 듣고 하늘의 구름을 바라보면서 빨리 나아야겠다는 의지를 되새기게 만드는 것입니다.

폐쇄적인 공간보다는 활짝 열린 실외에서 오색 색감의 옷을 입은 채 지나가는 사람들과 자연을 통해 시각, 청각, 후각 등이 자극되어 역동적인 삶을 살아야겠다는 다짐을 하게 되는 것입니다. 다시 말해, 자신의 모습을 떨쳐버리고 과감하게 드러내며 자신감을 높이는 기회가 되는 것입니다.

실외에서 운동할 때는 되도록 산소가 많은 곳에서 운동

하는 것이 좋습니다. 전나무, 잣나무 등 피톤치드를 많이 발생시키는 나무가 많은 공원과 숲을 이용하면 더욱 좋습니다.

만약 그래도 실내에서 운동해야겠다면, 미항공우주국NASA에서 공기정화식물로 추천한 산세베리아, 선인장, 호접란, 카랑코에, 행운목, 튤립, 벤자민, 관음죽, 고무나무 등을 배치하도록 하세요.

가족들이 자주 모이는 거실은 가장 공기정화가 필요한 곳입니다. 1m 이상의 키가 큰 화분들로 배치하면 도움이 되며, 베란다에는 휘발성 유해 물질을 제거하는 능력이 뛰어난 꽃 피는 식물이나 허브, 자생식물이 적합합니다.

밤에 이산화탄소를 흡수하고 산소를 배출하는 선인장, 호접란, 다육식물 등은 침실에 두면 좋으며, 아이들의 공부방에는 음이온 발생이 많은 로즈마리, 팔손이나무, 개운죽 등을 추천합니다.

운동은 힘들지 않게 해야 한다

운동할 때는 매일 하는 것보다는 일주일에 3~5일 정도 요일을 정해서 하는 것이 좋습니다. 시간은 30분~1시간 정도가 적당합니다. 암 환자의 운동은 본인의 체력에 맞게 시간을 조절하고 강도를 조절해야 하기 때문입니다. 운동이 좋다는 이야기에 무작정 하다 보면 역효과를 보게 됩니다.

운동에서 효과를 얻을 수 있는 것은 근력, 유연성, 심폐지구력 등입니다. 이를 위해 암 환자가 할 수 있는 운동은 달리기, 조깅, 줄넘기, 에어로빅, 수영 등의 유산소 운동입니다. 또한 가볍게 땀이 날 정도의 산책, 등산 등을 하루에 30분에서 1시간 정도 하는데, 10분 후 5분 쉬는 순서로 시행하면 좋습니다.

운동 후에는 가볍게 숨쉬기 운동으로 마무리하고, 샤워나 목욕을 해서 생활에 활력을 주는 것이 좋습니다. 운동하고 나면 잠을 잘 잘 수 있는 것도 하나의 좋은 점입니다.

운동의 생활화, 운동의 습관화, 운동의 지속화를 유지하는 게 가장 좋은데, 시골과 같이 공기 좋은 곳에서 하는 것도 좋지만 도시에서 하더라도 꾸준하게 하는 것이 중요합니다.

　　암 치료를 하는 경우 항암제나 방사선 치료 등으로 지속적으로 운동하기 힘들 수도 있습니다. 이럴 때에는 그때그때 체력에 맞추어 운동해 보도록 합시다.

5장

휴식 · 여행 요법

잠은 최고의 선물이다

암 재발을 막는 가장 기본이면서도 가장 중요한 일은 과로, 과욕, 과신 등 모든 과한 것을 경계하는 것입니다. 물론 치료를 진행하다 보면 마음이 조급해져 이것저것 시도하느라 바쁠 수도 있습니다. 그러나 모든 것 중에서도 특히 과로하면 안 됩니다. 과로는 교감신경을 예민하게 하고 부교감신경과의 균형과 조화를 깨뜨려 면역력이 떨어지게 합니다. 일시적으로 과로했다면 휴식을 많이 하고 잠을 잘 자야 합니다.

모든 동물은 낮에 열심히 활동하고 밤이 되면 휴식합니다. 깊은 수면을 취하는 것입니다. 이렇게 하여 하루의 피곤을 풀고 또 다음날을 준비할 수 있게 되지요. 따지고 보면 인간도 잠을 많이 잡니다. 수명의 3분의 1을 잠자는 데 쓴다고 하니까요.

잠의 역할은 몸의 피로를 풀고 기억력을 증진시키며 몸의 상처를 치유하는 데 있습니다. 또한 교감신경을 안정시켜서 심리적으로 안정이 되게 하고 몸의 면역력을 증가시킵니다. 어린아이의 경우 수면 중에 성장호르몬이 나와서 성장하게 하고, 노화를 지연시키는 효과가 있습니다.

우리가 흔히 말하는 '잠을 못 잤다'는 대개 숙면하지 못했다는 뜻인데, 숙면이란 충분한 시간 동안 깨지 않고 취하듯 깊게 자는 것입니다. 이 중 한 가지 요소라도 만족하지 못하면 환자들은 잠을 잘 자지 못했다고 표현할 수 있습니다.

잠에 잘 들지 못한다고 무조건 수면제를 먹는 습관은 들이지 않는 게 좋습니다. 수면제를 꼭 먹어야겠다면 그 전에 먼저 숙면을 취할 수 있는 환경과 구조를 만드는 것이 중요합니다.

1960년대만 하더라도 인류는 보통 9시간 정도 자는 것이 평균이었습니다. 2000년대 들어와서는 7~8시간으로 줄었습니다. 지금 같은 뉴 노멀 시대에는 커피의 영향으로 평균 수면 시간이 더 단축되었습니다.

2021년 스탠퍼드 의대의 한 교수는 미국 사람의 수면 시간은 7시간, 유럽 사람의 수면 시간은 6시간 45분, 한국 사람은 6시간 15분 정도 된다는 결과를 발표했습니다. 이렇게 볼 때 인류는 평균적으로 5시간~6시간 정도를 자는 데 쓴다는 걸 알 수 있습니다. 그러나 이 시간은 너무 짧습니다. 수면 시간이 7시간~7시간 반 정도 되는 사람들이 평균적으로 심장질환의 위험도 낮고 수명이 길어진다는 보고도 있기 때문입니다.

육체의 피로를 푸는 깊은 잠은 대개 초저녁에 많고, 기억장치에서 정보가 정리되는 렘수면은 주로 새벽에 분포됩니다. 하지만 대개 나이가 들면 수면 시간도 5시간 전후로 짧아지게 되고, 잠이 오지 않는 것을 걱정하면 점점 더 잠드는 것이 어려워집니다. 즉 수면의 질이 떨어지는 겁니다. 만약 잠드는 것이 너무 어렵다면 하다못해 주말에 잠을 몰아서 보충하든가, 저녁에 잠을 못 잤다면 20~30분 정도 낮잠을 자는 것도 하나의 방법일 수 있습니다.

잠에 못 드는 요인은 크게 세 가지로 나눌 수 있는데, 이를 3P라고 합니다. 첫째, 소인적인 요인predisposing facter이 있습니다. 성격이 예민하고, 불안이 높고, 꼼꼼하고, 평소 수면 질이 나쁜 경우나 유전적 요인 등이 해당합니다. 둘째, 유발 요인precipitating facter이 있는 경우입니다. 심한 스트레스나 충격을 받았거나, 밤샘을 했거나, 통증이 있는 등의 이유가 여기에 해당합니다. 마지막으로 지속 요인perpetuating facter이 있습니다. 잠을 못 잔다는 지속적인 걱정, 잘못된 습관으로 인한 나쁜 수면 환경으로부터 오는 불면 등입니다.

사람이 잠을 잔다는 행위는 쥐고 있는 무언가를 내려놓는 일입니다. 수면 시간은 생각을 내려놓고, 고민을 내려놓고, 스트레스를 내려놓고, 마음을 내려놓는 시간입니다. 일시적이나마 현실과 단절하여 평안한 시간으로 몸의 긴장을 풀고 이완시키는 것입니다. 즉 휴식을 취한다는 것입니다.

계속되는 피곤은 교감신경을 항진시켜서 면역력을 급속도로 떨어뜨릴 수 있습니다. 우리가 잠을 잘 청하기 위해서는 "수고하고 무거운 짐 진 자들아 다 내게로 오라. 내가 너희를 쉬게 하리라"고 하신 말씀을 따르는 것입니다. 휴식에는 평강이 있습니다. 마음이 평온해야 잠이 잘 옵니다. 마음이 평온해야 긴장의 끈을 풀고 잠도 잘 옵니다.

미국 MD 앤더슨 암센터의 종신 교수인 김의식 박사는 국내 강의와 인터뷰에서 다음과 같은 이야기를 했습니다. "MD 앤더슨 암센터에는 전 세계에서 환자들이 옵니다. 그런데 가장 치료하기 어려운 환자는 한국에서 온 환자들이라고 합니다. 다른 나라 환자들에 비해서 유독 걱정, 근심, 화가 많아서 잠을 제대로 자지 못하고 마음이 우울한 경향이 많다고 합니다. 그러니 치료가 제대로 이루어지지 않습니다."

제 환자 중 2년째 수면제를 복용하던 유방암 환자가 있었습니다. 하지만 저와 함께 치료를 시작하면서부터는 수면제를 먹지 않고도 잘 잘 수 있게 되었습니다. 제가 추천하는 올바른 수면 습관을 참고하여 양질의 수면을 취해보길 바랍니다.

올바른 수면 습관

1. 규칙적인 수면의 시간을 정하는 것이 좋습니다. 되도록
   일찍 자고 일찍 일어나고 기상 시간과 취침 시간을
   일정하게 유지하는 게 좋습니다. 하지만 암 환자는 통증
   때문에 시간에 맞추기 힘들 수 있습니다. 규칙을 정해
   놓긴 하지만 상황에 따라 불규칙적으로 변하더라도
   이에 대해 스트레스받지 마십시오.

2. 오후 시간에는 되도록 자리에 눕지 않는 것이 좋습니다.
   몸의 피로를 높이기 위해서 눕지 않고 잘 시간에 잠
   오기를 기다리는 것도 깊은 숙면을 위한 방법이 됩니다.

3. 햇볕을 많이 쬐길 바랍니다. 특히 사무직일수록 점심
   시간대를 이용해서 30분~1시간 정도 걷는 것이
   좋습니다.

4. 카페인, 술, 담배를 삼가십시오.

5. 과도한 스트레스와 긴장을 피하십시오. 책 보는 것,
   가벼운 대화를 하는 것, 음악을 듣는 것, 간단히 일기를
   쓰는 것, 밖에 나가서 좋은 사람을 만나 담소를 나누는
   것도 긴장을 풀어 줄 수 있습니다. 대신 잠이 오면 바로
   침대로 가는 습관을 들이십시오. 침대에 누웠을 때 잠이
   오지 않으면 그냥 반듯이 누워 눈을 감고 이완시키는
   것도 하나의 방법입니다. 잠을 자야 한다는 스트레스가

교감신경을 항진시켜 잠을 방해할 수 있습니다.

6. 수면 2시간 전 족욕이나 반신욕, 간단한 샤워를 합니다. 족욕은 따뜻한 물로 20분 정도 하면 좋습니다.

7. 잠자리에 들기 전에 소음을 없애고, 오늘 있었던 일 중에 가장 행복한 일을 찾아봅니다. 적당한 온도, 습도, 간접 조명도 이용하십시오.

8. 잠들기 2시간 전부터 스마트폰을 하지 않습니다.

9. 잠자기 전 과도한 음식 섭취는 금물입니다. 특히 설탕이 든 음료로 인해 남아도는 중성지방이 혈관벽에 달라붙어 혈액순환을 방해하면 냉증을 유발합니다. 신경을 진정시키는 로즈마리나 허브차, 따뜻한 우유 등은 수면에 도움이 됩니다. 흥분되거나 들뜬 기분 때문에 잠이 안 오면 칼슘 부족을 의심하고, 칼슘 흡수를 돕는 마그네슘이 많이 포함된 굴이나 조개류를 섭취하도록 하십시오.

10. 되도록 수면제 복용을 피하십시오.

11. 낮잠을 잔다 하더라도 15~20분 이내로 자는 것이 뇌 활성도에 좋습니다.

12. 조도는 30럭스 이하로 하십시오. 빛 조절을 통한 생체 리듬 조절이 필요합니다. 참고로 독서는 500~1,000럭스, 대화는 50~300럭스가 좋습니다.

멜라토닌은 2,500럭스 이상 밝은 빛을 쪼이면 뇌에서 만들어지고, 500럭스 이하에서 분비됩니다.

휴식을 취할 수 있는 여유 갖기

암 환자가 되면 생명이 얼마 남지 않았다는 불안함으로 인해서 삶의 여유가 없어집니다. 암 재발을 방지하기 위해, 또한 내가 살아남아야 한다는 강박관념 때문에 마치 휴식을 취하는 것이 사치인 것처럼 느껴질 때가 있습니다.

특히 일 중독증이 있는 것처럼 성실하고 바쁘고 열심히 살았던 암 환자일수록 이와 같은 현상이 많이 일어납니다. 마치 자신의 수명이 얼마 남지 않았다는 스트레스 때문에 한시도 쉬면서 시간을 헛되이 보내지 않겠다는 오류를 범하는 것입니다. 이럴 때일수록 경직된 마음에 여유를 갖고 자신의 삶을 돌아볼 필요가 있습니다.

사랑하는 가족과 외식도 하고, 영화도 보고, 연극 관람도 하고, 미술관도 가보고, 유명한 유적지도 탐방하고, 여행도 하면서 함께하는 시간을 갖는다면 더없이 좋을 것입니다.

간혹 보호자의 심리 가운데 이런 것이 있습니다. 암 환자는 면역력이 떨어져 있기 때문에 사람이 많이 모이는 곳에 가면 위험할 수 있다고 생각하는 것입니다. 다소 주의가 필요하긴 하겠지만 모임에도 가고, 대화를 즐기면서 휴식을 취할 수 있는 여유를 갖는다면 암 재발을 방지하는 또 다른 장이 될 것입니다.

다수의 암 환자는 지구력이 조금 떨어져 있는 경향이 있습니다. 그래서 쉽게 피곤을 느낄 수 있습니다. 피곤하면 무조건 앉거나 누우십시오. 앉는 것보다는 기대는 것, 기대는 것보다는 눕는 것이 더 좋습니다.

지금이 가장 여유가 많을 때일지도 모릅니다. 조급해하고 아까워 발을 동동거리는 것보다는 그 여유를 즐길 줄 아는 마음가짐이 소중합니다.

지혜로운 회복 여행 떠나기

암 환자들은 갑자기 닥쳐올 하늘의 부르심에 대비하여, 굳이 말을 하지 않아도 스스로 준비하는 경향이 있습니다. 그렇기 때문에 사랑하는 가족과 더욱 추억을 만들고 싶어 할 수 있습니다. "내가 이 땅에서 사라지면 남은 가족은 얼마나 외로울까? 얼마나 고독할까? 얼마나 두려울까?" 하는 생각을 하게 되는 것입니다.

일에 쫓겨 가족과 충분한 시간을 함께하지 못했다면 이 또한 아쉬움으로 자리 잡습니다. 그래서 암 환자들은 시간만 나면 가족과 여행하고, 무슨 활동이든 함께하여 잊지 못할 아름다운 추억을 남기고자 하는 경향이 있습니다.

가족여행이라고 해서 꼭 돈을 많이 들여 먼 곳에 갈 필요는 없습니다. 가까운 교외나 시골, 지방의 산 좋고 물 좋은 곳에 가서 1박 2일, 2박 3일 지내는 것도 참 좋은 여행입니다. 요즘은 국내 여행지에도 얼마나 많은 편의 시설이 갖추어져 있는지 모릅니다. 하지만 보호자는 암 환자의 특수성을 고려하여 미리 여행지에 대한 정보를 알아두는 게 좋습니다.

예를 들면 잘 걷지 못하는 환자를 위해 휠체어가 준비되어 있는지, 계단을 대신할 경사로가 있는지 등을 미리 조사해 두십시오. 물 흐르듯이 여행함으로 해서 환자가 기다리거나 지치지 않도록 하는 것이 좋습니다.

여행을 떠났다면 더 많은 이야기를 나누고, 듣고, 함께 식사하고, 함께 걷고, 함께 밤하늘을 보고, 함께 풀 냄새를 맡고, 함께 들길을 걸어보고, 서로 손잡아 주십시오. 사진도 많이 찍어서 액자로 만들어 걸어 두면 좋습니다. 나중에 액자들을 보면서 암을 꼭 이겨 내야겠다는 의지를 다지는 계기가 될 수 있습니다.

가족이 함께 여행하는 것은 추억을 만드는 시간, 힐링하는 시간, 기분전환의 시간, 회복의 시간, 서운했던 가족 간에 감사와 기쁨의 시간을 만들기 위함입니다. 그래서 평소에 낯간지러워 하지 못했던 말들을 용기 내어 해 보면 더할 나위 없이 좋습니다.

"당신이 내 옆에 있어서 행복해요." "힘이 나요." "오래오래 살아요." "엄마 힘내세요." "아빠 힘내세요." "혹시 지금까지 내가 말로 상처를 줬다면 용서해줘요."

여행마다 가족 사진첩도 만들어 보세요. 나중에 부모님이 안 계실 때 자녀들에게는 추억이 되고 삶을 다짐하는 시간이 될 것입니다.

이런 우스갯소리가 있습니다. 여행지에서 명승지마다 쉬지 않고 돌아다니며 빠짐없이 인증샷을 찍는 사람을 보면 한국 사람이라는 겁니다. 외국 사람들은 여행을 가면 리조트나 호텔에서 편안히 쉬면서 책을 보는 등 단순하게 여행합니다.

암 환자의 여행도 이처럼 단순한 여행이 되어야 합니다. 많이 보는 것도 좋지만 돌아다니는 것이 힘들 수 있습니다. 무리한 스케줄을 잡기보다 암 환자에게 꼭 알맞은 여행지를 택하길 바랍니다. 여행이 피로를 더하게 하는 게 아니라 재충전하는 시간이 되길 바랍니다. 몸이 더 좋아지면 또다른 여행지를 갈 수 있습니다. 단번에 다하려는 욕심을 버리길 바랍니다. 당신은 분명 좋아져서 내년에는 더 멋진 여행을 할 것입니다.

몸이 불편해서, 항암 치료 중이라서, 방사선 치료 중이라서 기력이 없어 여행을 떠나지 못하는 환자들도 많이 있습니다. 이럴 때는 무조건 여행을 포기하지 말고, 마음으로라도 여행을 떠나보면 좋습니다. 사진이나 여행 서적을 통해 여행을 떠나면 10~30% 정도는 여행을 떠나는 기분이 듭니다. 오히려 더 속속들이 여행하고 탐방하는 간접 경험을 할 수도 있습니다.

몸이 좋아진다면 가고 싶은 여행지를 리스트로 만들어

미리 탐방해 보는 것도 좋습니다. "그렇게 오고 싶었는데, 결국 직접 왔구나!" 하게 되면 얼마나 감격스러운 여행이 되겠습니까? 이 책을 보는 모두가 꼭 암을 이겨 내고 회복해서, 가보고 싶은 모든 여행지를 밟는 감격을 누리길 기원합니다.

잊지 못할 여행으로 만들어 줄 선물

여행을 갈 때는 미리 준비하면 좋을 것이 있습니다. 그건 바로 손편지입니다. 지금까지 가족에게 받은 것에 감사하고 미안한 마음을 편지에 담고, 가능하다면 노래도 한 곡쯤 준비해 보면 좋습니다. 저는 박호명이 작사와 작곡을 하고 양희은이 노래한 「참 좋다」 같은 곡을 추천합니다. 여행지에서 즐거운 시간을 보낸 뒤 편지와 노래를 선물한다면 가족 사이에 은혜와 감동이 넘칠 것입니다.

편지를 쓸 때는 서운한 점, 아쉬운 점, 불평 등을 솔직하게 쏟기보다는 감사와 사랑을 강조하는 게 좋습니다. 평생 편지를 제대로 써 보지 않아 어색하고 무얼 써야할지 잘 모르겠을 사람들을 위해 예시를 한번 드려 보겠습니다.

1. 남편(아내)이 암 환자일 때
사랑하는 내 아내(남편)에게!
당신이 지금까지 날 회복시키기 위해 수고해줘서 너무
감사해요. 당신이 옆에 있어 주어 오늘 내가 여기 있는

거예요. 지금까지 재발하지 않고 살아있는 것은 당신의
사랑과 수고와 정성 어린 섬김 때문이었다고 생각해요.
여보, 정말 고맙고 감사해요. 그리고 미안해. 사랑은
미안하다고 하지 않는다지만 당신 생각만 하면 미안하고
고마워요. 내가 그동안 그때그때 충분히 말하지는
않았지만, 당신이 내 아내(남편)라서 얼마나 감사한지
몰라요.

그동안 한 번씩 몸이 불편해서 화내고, 짜증내고, 소리친
것들 정말 미안해요. 너무 편해서 그랬어. 그리고
난 아픈데 당신은 안 아프니 질투가 나서…. 당신이
옆에 있어서 언제나 힘이 되고 나에게 위로가 되었어.
하나님께서 당신 같은 아내(남편)를 허락해줘서 너무너무
행복하다는 것을 아파보니 알게 되었어요. 이 세상
어디에도 당신 같은 사람은 없을 거예요.

내가 만약에 먼저 천국에 간다면 당신 오기를 꼭
기다릴게요. 당신은 나의 사랑하는 아내(남편)입니다.
그리고 사랑하는 우리 아이들도 잘 부탁해요. 아빠(엄마)의
빈자리가 클 수 있으니 당신이 아빠(엄마)도 되어줘요.
그리고 많이 힘들면 좋은 사람 만나서 행복하게 살아요.
내가 기도할게. 그리고 그 사람에게 내 몫까지 잘해
드리세요. 당신은 좋은 사람이니 당신의 선택을 믿어.

당신은 멋진 사람이니 누구에게든 사랑받는 아내(남편)가
될 거야. 우리 여보 사랑해~

언제나 당신과 함께하고픈
사랑하는 남편(아내)으로부터

2. 부모가 자녀에게 주는 손 편지

사랑하는 아이들에게!

너희들은 나의 어떤 것을 주어도 바꿀 수 없는 소중한
아들, 딸이란다. 평소에도 바쁘다는 핑계로 너희와
함께하지 못해서 참 미안했는데, 아빠(엄마)가 아프고 난
이후로 더더욱 너희들에게 짐이 되어 참 미안하단다.
이 아빠(엄마)의 부족함을 다 용서해 다오. 남들처럼 좋은
것도 못 사주고 아빠(엄마)로서 참 부족한 것이 많았던 것
같다. 아빠(엄마)가 병상에서 많은 생각을 했는데, 암을
잘 극복하면 너희들에게 해 주고 싶은 것들만 생각나서
가슴이 많이 아팠다. 이 암을 꼭 잘 이겨 내서 그런 시간이
오면 얼마나 좋을까 생각하니 가슴이 먹먹해지는구나.
아빠(엄마)도 힘을 낼게. 너희도 기도해줘. 너희가
기도하는 것이 아빠(엄마)에게 가장 큰 힘이 된단다.
아빠(엄마)가 힘들어서 한 번씩 짜증도 내고 큰소리도
치고 화를 내서 정말 미안하구나. 이 부족한 아빠(엄마)를

용서해 다오. 의사 선생님께서 화를 내면 안 좋다고 하여
이제 아빠(엄마) 결심했단다. 너희에게 화내지 않고 좋은
말 하도록 노력하기로.

때마다 아빠(엄마)가 너희들에게 고맙다는 말을 자주
하지 못 해서 참 미안하구나. 아빠(엄마)보다 훨씬 훌륭한
우리 아들, 딸! 고맙고, 사랑해. 혹시 우리가 헤어져야
한다면 아빠(엄마)가 없어도 이 땅에서 굳세게 살아가 주길
바란다. 아빠(엄마)가 천국에서 기도 많이 할게.

아빠(엄마)의 빈자리가 엄마(아빠)에게는 크게 느껴져 많이
힘들어 하실 거다. 엄마(아빠) 말 잘 듣고, 더 사랑해 주고,
위해 주길 바란다.

너희도 너무 늦게 다니지 말고 밥 잘 챙겨 먹고 건강하길
바란다. 신앙생활 열심히 하고 예배 늦지 말고 좋은
친구들 만나서 행복한 학창 시절을 보내면 좋겠어.
사랑하는 우리 아들, 우리 딸! 천국에서 꼭 만나자.
하나님께서는 너희들을 아빠(엄마) 이상으로 언제나 잘
도와주실 거야. 아빠(엄마) 없다고 풀죽어 지내지 말고
고개를 들고 늘 하늘을 바라보며 주님께 기도하길 바란다.

너희들을 많이 사랑하는
아빠(엄마)로부터

목욕을 통해 긴장을 풀어라

체온을 1℃ 높이면 면역력은 무려 30% 이상 증가한다고 합니다. 우리 몸을 따뜻하게 하는 것이 건강에 얼마나 좋겠습니까? 이렇게 하기 위해서 가장 간단하면서도 효과적인 것이 바로 '목욕'입니다.

목욕을 하면 몸도, 마음도, 정신도 이완되어 평안해집니다. 마음이 평안하면 부교감신경이 자극되고 활성화되어 면역력이 상승하는 것입니다. 그래서 적어도 암을 치유하거나 재발을 방지하고자 하는 환자는 할 수만 있다면 하루 한 번 정도 가볍게 목욕하거나 샤워하는 것이 좋습니다.

목욕할 때는 신체의 부위를 물에 적시는 정도에 따라서 전신욕, 반신욕, 족욕으로 나눌 수 있습니다. 환자의 신체 여건에 따라서 선택하고 조절하면 됩니다. 몸이 괜찮으면 전신욕을 하면 되고, 불편하면 반신욕, 수술 후 상처가 있거나 하면 족욕을 하면 됩니다.

물의 온도는 온탕 39~40℃ 5분, 열탕 41~43℃ 5분, 냉탕 18~20℃ 1~2분 정도로 맞추어, 온탕→열탕→냉탕 순으로 순환하는 게 좋습니다.

목욕을 통해 세포가 활성화되고 혈관이 확장되면서 산소와 혈액의 순환이 증가합니다. 혈관수축과 이완이 반복되면 조직의 산소 포화도가 증가하고 영양 상태도 좋아지고 면역력이 증가하는 결과가 오는 것입니다.

예일대의 멜린다 어윈Melinda Irwin은 1995~1998년에 걸쳐 유방암 환자 933명 추적 관찰했습니다. 이때 운동하고 목욕해서 긴장을 푸는 환자의 재발률이 그렇지 않은 환자보다 40% 낮다는 사실을 발견했습니다.

2004년까지 추적관찰 결과, 20% 정도 암 재발이 방지되었고, 그중 20년 동안 빠른 걸음 정도의 운동을 했던 사람은 무려 암 재발 방지율이 67%였다고 합니다. 운동을 했던 사람이 운동을 안 하는 사람보다 45% 위험률이 감소하기도 했습니다.

예로부터 장수촌은 물과 온기 등이 연관된 동네였습니다. 이곳에 사는 사람들은 1) 자연식(좋은 물, 균형식, 영양식), 2) 적당한 운동과 자기 일 즐기기, 3) 낙천적이고 온순한 마음 등의 특징이 있다고 합니다. 이 조건과 함께 물이 좋고 온천이 있는 곳에서 장수한 환자들이 생긴다는 것은, 따뜻하게 목욕하면서 위생을 깨끗하게 하기 때문입니다.

대표 지역으로 일본의 오키나와, 유럽의 바덴바덴(스

위스와 독일의 국경 지역으로, 남독일 부근의 세계 최대의 온천지이다. 바덴은 온천이라는 뜻) 지역은 장수촌이라고 할 수 있습니다.

암을 이기는 새로운 역사의 시작

암 환자들은 수술 치료, 항암화학 요법, 방사선 치료 등을 다 하고 나면 암이 재발하지 않을까 노심초사합니다. 재발하면 심신이 더 힘들어지고 치료 자체가 어려워지기 때문에 불안해하는 것은 당연합니다. 그렇다고 가만히 있을 수는 없습니다. 할 수만 있다면 암 재발을 막고 잘 극복할 수 있는 치료를 선택하는 것이 지혜롭겠지요.

암 치유와 재발 방지는 일상의 소소한 부분에서 승패가 좌우됩니다. 우리의 생활 습관부터 하나하나 고쳐나가야 하지요. 무엇보다 면역력을 키워서 암을 극복하는 것이 가장 기본입니다.

면역력을 상승시키기 위해서는 총체적인 접근법이 필요합니다. 암 치유를 돕고 재발은 막는 요법은 의학적 치료, 면역 치료, 식이 · 영양 요법, 운동 요법, 휴식 · 여행 요법, 정신 · 심신 요법, 생활 요법, 가족 치료, 구제 · 봉사 요법, 예술 요법 등 다양합니다. 이를 차근차근 실천하다 보면 암에서 멀어지는 자신을 만날 것입니다. 지금은 치료의 일환으로 시작하지만, 나아가서는 자신의 삶이 되도록 해야 합니다. 균형과 조화를 가지고 지금까지 이 책에서 읽었던 내용들을 잘 실천하다 보면 불안을 떨치고 건강한 몸을 만나게 될 것입니다.

이 책이 나오도록 수고해 주신 한언출판사 김철종 사장님과 손성문 팀장님, 김세민 과장님 외 편집부 식구들께 감사드립니다.

의사의 일을 천직으로 여기며 늘 마음을 다해 환자들을 돕고 배우고 실천하며 살아가는 사랑하는 제자들에게도 감사를 전하고 싶습니다. 지금의 제가 있기까지 가르쳐 주시고 지혜를 주신 저의 수많은 선생님들께도 감사를 드립니다. 그리고 내용을 잘 정리해 준 조지예 간호사, 김경남 간호사에게도 감사의 인사를 전합니다.

지금은 천국에 계시지만, 생전에 언제나 바른 가르침과 사랑으로 큰 힘이 되어 주시고 진심으로 기도해 주셨던 부모님께도 존경과 감사드립니다. 저의 좋은 점 중 많은 부분이 부모님의 가르침에서 비롯되었습니다. 또한 늘 격려와 힘을 보내 주신 훌륭하신 장인어른과 장모님께도 존경과 사랑, 고마움을 전하고 싶습니다.

부모님의 병 수발을 통해 많은 은혜와 사랑을 다시 알게 해 준 누나 이은숙 선생님과 경섭이 가족, 동생 인욱이 내외와 준엽이, 정은이 가족에게도 감사를 드립니다. 하늘이 내리신 사랑하는 아내와 보면 볼수록 듬직하고 멋진 사랑하는 두 아들 창엽이, 성엽이에게도 감사합니다. 가족의 사랑과 격려가 지칠 때마다 새로운 힘과 용기가 되었습니다.

지금까지 부족한 저를 믿고 잘 따라와 준 환자들께도 무한한 감사를 보냅니다. 환자는 의사의 영원한 스승입니다. 수많은 환자들이 저를 깨우쳐 주었고, 기다려 주었고, 격려와 칭찬을 해 주었습니다. 언제나 큰 힘이 되었고 응원과 위로가 되었습니다. 이분들은 저의 또 다른 교과서이자, 몸소 희망을 보여준 산 증인들입니다. 암에 대한 깊은 통찰력과 깨달음을 주신 참으로 고마우신 분들이기도 하지요. 귀하고 소중한 분들을 만나 많이 배우고 깨달았습니다.

사랑하는 암 환우들이 힘들지만 잘 이겨 내어, 다른 암 환자들과 사랑하는 가족들에게 큰 힘이 되어 주길 진심으로 기도합니다. 암을 투병하며 먼저 걸어가는 당신이 작은 등불이 되어 주길 바랍니다. 암 재발을 극복한 당신은 살아있는 증거요 우리 모두의 희망입니다. 다 함께 손잡고 암을 이기는 새로운 역사를 함께 써 나가기를 기도합니다. 꼭 살아주세요. 저도 진심으로 기도합니다. 잘 이겨 내시길 기원하며,

모든 암 환우들에게 이 책을 바칩니다.

끝으로 한없는 은혜와 평강으로 암 환자와 그 가족들을 사랑해 주시고, 고쳐 주시고, 함께 울고 웃어 주시고, 용기를 주시며, 축복해 주신 우리 주님께 모든 영광을 올려드립니다.

암 치유의 길

2021년 10월 14일 1판 1쇄
2024년 3월 1일 1판 2쇄

지은이 이병욱
펴낸이 김철종

펴낸곳 (주)한언
출판등록 1983년 9월 30일 제1-128호
주소 서울시 종로구 삼일대로 453(경운동) 2층
전화번호 02)701-6911   **팩스번호** 02)701-4449
전자우편 haneon@haneon.com

ISBN 978-89-5596-918-4 (13510)

만든 사람들
기획 · 총괄 | 손성문
편집 | 김세민
디자인 | 박주란

한언의 사명선언문

Since 3rd day of January, 1998

Our Mission – 우리는 새로운 지식을 창출, 전파하여 전 인류가 이를 공유케 함으로써 인류 문화의 발전과 행복에 이바지한다.

– 우리는 끊임없이 학습하는 조직으로서 자신과 조직의 발전을 위해 쉼 없이 노력하며, 궁극적으로는 세계적 콘텐츠 그룹을 지향한다.

– 우리는 정신적·물질적으로 최고 수준의 복지를 실현하기 위해 노력하 며, 명실공히 초일류 사원들의 집합체로서 부끄럼 없이 행동한다.

Our Vision 한언은 콘텐츠 기업의 선도적 성공 모델이 된다.

저희 한언인들은 위와 같은 사명을 항상 가슴속에 간직하고
좋은 책을 만들기 위해 최선을 다하고 있습니다.
독자 여러분의 아낌없는 충고와 격려를 부탁드립니다.
• 한언 가족 •

HanEon's Mission statement

Our Mission – We create and broadcast new knowledge for the advancement and happiness of the whole human race.

– We do our best to improve ourselves and the organization, with the ultimate goal of striving to be the best content group in the world.

– We try to realize the highest quality of welfare system in both mental and physical ways and we behave in a manner that reflects our mission as proud members of HanEon Community.

Our Vision HanEon will be the leading Success Model of the content group.